Monika Feth
Fee

Monika Feth

Fee

Schwestern bleiben wir immer

C. Bertelsmann

Umwelthinweis:
Dieses Buch wurde auf chlorfrei gebleichtem Papier gedruckt. Die Einschrumpffolie (zum Schutz vor Verschmutzung) besteht aus umweltschonender und recyclingfähiger PE-Folie.

Gesetzt nach den Regeln der Rechtschreibreform

2. Auflage 2000

Lektorat: Marion Schweizer
Umschlagbild: Rotraut Susanne Berner
Umschlagkonzeption: Klaus Renner
bm · Herstellung: Peter Papenbrok
Satz: Uhl + Massopust, Aalen
Druck: Graphischer Großbetrieb Pößneck
ISBN 3-570-12477-0
Printed in Germany

Für Sibylle –
stark wie ein Tiger, schön wie
ein Schmetterling

Es geht nicht so sehr um das Reisen
als vielmehr um das Abschiednehmen.

George Sand

1.

»Claire?«

Jemand berührt mich an der Schulter. Vogelleicht. Ich höre das Stampfen der Maschinen. Spüre das Schlingern der Fähre. Mache die Augen auf. Und sehe in Josts Gesicht.

»Claire, wir sind bald da.«

Er lächelt mich an. Niemand lächelt wie Jost. Dieses Lächeln möchte ich nie, niemals verlieren. Licht ist in diesem Lächeln. Licht, wie es manchmal an späten Augusttagen gelb auf den Feldern liegt. Jost neben mir. Schlaf im Gesicht. Das dunkle Haar wirr. Am Kinn die feine Narbe. Sie stammt aus seiner Kindheit. Rührt her von einem Sturz. Der kleine Radrennfahrer Jost brauste einen steilen Abhang hinunter und wachte erst in der Klinik des Nachbarorts wieder auf.

Ich ziehe seinen Kopf zu mir heran und schließe die Augen wieder. Noch eine Weile so bleiben, ganz nah bei ihm. Seinen Geruch spüren und seinen Atem, der mir in warmen Wellen über den Hals streicht.

Jost macht sich los. Küsst meinen Nacken, dass sämtliche Härchen sich aufrichten. Knabbert an meinem Ohr und macht mir Lust auf mehr. Jetzt allein sein mit ihm und nicht in einem Raum mit vierzig, fünfzig andern, alle Reisende wie wir.

»Komm schon, du Schlafmütze. Sonst verpassen wir das Anlegen.«

Er steht auf, dehnt und streckt sich. Er ist nicht daran gewöhnt, im Sitzen zu schlafen. Anders als ich. Fast musste ich nach den vergangenen Wochen erst wieder lernen, im Liegen zu schlafen.

Auf eine Kabine haben wir verzichtet. Wir brauchen das Geld für wichtigere Dinge.

Und dann stehen wir an Deck. Es ist kalt. Der Himmel windzerfetzt. Zehn Uhr morgens nach englischer Zeit. Die Uhren haben wir gleich bei der Abfahrt umgestellt. Das war vor fünfzehn Stunden.

Eine Landzunge kommt in Sicht. Pittoreske Häuser. Hafenarbeiter laufen geschäftig hin und her. Tragen Rohre und andere sperrige Gegenstände. Rauchen. Sitzen zusammen beim zweiten Frühstück. Ein Motorboot, das aussieht wie ein Spielzeug. Bis es näher kommt. Doch von der mächtigen Fähre aus betrachtet, ist es immer noch winzig.

Eine Frau nimmt ihr Kopftuch ab und winkt. Und plötzlich sind viele winkende Menschen da. Es macht nicht den Eindruck, als wollten sie alle jemanden abholen. Sie scheinen sich einfach zu freuen, dass ein Schiff ankommt.

»Ist es nicht komisch, dass man winkt, sobald ein Schiff in den Hafen einläuft?«, fragt Jost.

Unsere Gedanken berühren sich oft. Als wären wir ein altes, sturmerprobtes Ehepaar. Oder eben füreinander bestimmt.

Ich will mich gerade nach ihm umdrehen, da sehe ich einen roten Luftballon aufsteigen. Wahrscheinlich hat der Wind ihn einem Kind aus der Hand gerissen. Aber ich halte nicht Ausschau nach dem Kind. Ich starre den Luftballon an, der im Wind tanzt und fortgetrieben wird.

Jost legt mir den Arm um die Schultern und drückt mich an sich. Tränen laufen mir übers Gesicht.

»Ich weiß«, murmelt Jost. »Ich weiß.«

Ich wende den Kopf nach ihm. Sein Gesicht ist ernst. Besorgt. Er erschrickt, als er mein Lächeln sieht.

Die Luftballons bei Fees Beerdigung hätte man nicht zählen können. Frühlingsbunt stiegen sie auf, alle gleichzeitig. Sie schwebten davon, dem Himmel entgegen, der blau war und weit. Strahlend. Jeder dieser Luftballons, so kam es mir vor, war ein Stück von Fee. Und ich malte mir aus, dass sie lange, lange fliegen würden, um dann niederzusinken und sich eine Weile halten zu lassen. Von Kindern. Alten, weisen Frauen. Weißhaarigen, wortkargen Männern. Und vielleicht würde der eine oder andere Ballon auf einem See niedergehen und auf den Wellen schaukeln. Vielleicht würde es der eine oder andere bis zu einem Berggipfel schaffen und grün, blau oder gelb den Schnee tupfen. Und einer würde sich am höchsten erheben und im tiefsten Himmelsblau geräuschlos zerplatzen. Meiner nämlich. Mein Luftballon für Fee.

»Sitz auf, Motorradbraut.«

Jost sagt das mit einem Lachen. Sein Lachen schafft es immer, mich mit sich fortzureißen. Jost ist sehr erwachsen mit diesem Lachen. Und doch auch ein großes Kind.

Ich hätte ihn gern als Jungen gekannt. Wünsche ihn mir noch einmal klein. Vier vielleicht oder fünf. Auf den Fotos von damals, die er mir mal gezeigt hat, ist er dem erwachsenen Jost schon sehr ähnlich. Alles war bereits in seinem Gesicht, wie ein Versprechen für die Zukunft. Nur sein Haar war heller, beinah blond.

Motorradbraut.

Ich liebe es, hinter ihm auf dem Motorrad zu sitzen, eng an ihn geschmiegt, sodass wir fast ein Körper sind. Wie die Skulptur eines Bildhauers. Ich mag es, den Fahrtwind zu spüren. Die Landschaft gleitet vorbei und mir ist, als würden wir fliegen.

Aber ich hasse es, Leder zu tragen. Ohne würde Jost mich jedoch nicht mitnehmen.

»Sei vernünftig, Claire.«

Ich und vernünftig. Jost hat wirklich Humor.

Newcastle. Die roten englischen Busse. Die Wagen. Vauxhall. Rover. Allein an den Namen könnte ich mich berauschen.

»Alle auf der falschen Spur!«, rufe ich Jost ins Ohr.

Der Motorradbräutigam antwortet nicht auf meinen Scherz.

Er muss sich höllisch konzentrieren, um nicht aus Gewohnheit nach rechts zu ziehen. Es gibt keine Ampeln. Die Kreuzungen werden mit Kreisverkehr geregelt. *Roundabout.* Ein Wort aus einem alten Kinderlied.

Jost wird langsamer. Offenbar weiß er nicht, wohin. Verdammt. Ich hätte mit aufpassen sollen. Aber mein Blick wird immer wieder gefangen. Von den kleinen Läden. Den Menschen, die hinein- und hinaushuschen. Oder einfach schlendern, Eis schleckend, Hand in Hand. Ob es sie noch gibt, die englischen Frauen, von denen meine Mutter mir erzählt hat? Die mit Lockenwicklern im Haar und Pantoffeln an den Füßen einkaufen gehen und auf dem Weg mal eben ein, zwei Runden Bingo spielen?

Ein Bus überholt uns. Der Fahrer macht uns Zeichen, ihm zu folgen.

Haben wir etwas falsch gemacht?

An der nächsten Haltestelle steigt er aus. Praller Bauch, die Hose zu lang, eine fettige Elvislocke über der Stirn.

»Can I help you?« Ein freundliches Lachen und eine unübersehbare Zahnlücke.

»Äh«, sagt Jost und kramt in seiner Erinnerung an längst vergangene Englischstunden. Es ist ihm peinlich, nicht gleich die richtigen Worte zu finden.

»You seemed to be lost«, hilft ihm der Busfahrer weiter.

»We're on the way to Edinburgh«, macht Jost einen tapferen Versuch.

Der Busfahrer nickt. Er hört mit dem Lachen gar nicht mehr auf. Einer dieser Menschen, die einfach jeden mögen. Einer dieser Menschen, die einem viel zu selten begegnen, und wenn, dann immer nur für viel zu kurze Zeit.

Er erklärt uns den Weg, langsam und in einem breiten Dialekt, nimmt beide Hände zu Hilfe. Offenbar haben wir uns ganz schön verfranst. Und der Weg scheint schwierig zu sein. Mittendrin hab ich schon vergessen, was er zu Anfang gesagt hat.

Jost nickt und nickt.

»Have a good time«, sagt der Busfahrer, schenkt uns noch mal sein Lachen und steigt wieder in den Bus, in dem die Fahrgäste geduldig gewartet haben.

Es war Albert, der mir zum ersten Mal von Schottland erzählt hat. Am Tag bevor Fee neunzehn wurde, am sechsten September also, vor fast einem Jahr. Wir saßen mit Fee im Garten und ließen uns von der Sonne wärmen. Es muss vorher geregnet haben, denn an den Blättern der Birke zitterten Tropfen.

Ich hatte Fee ihre geliebte Decke über die Beine gelegt, Kamelhaar, weich und leicht. Wir hatten uns einen grünen Tee aufgebrüht und knabberten dazu Kekse mit Schokoladenstückchen. Und da hatte Albert in die Birke geschaut und von Schottland angefangen.

»In Schottland gibt es ein absolut einzigartiges Licht«, sagte er.

Mehr nicht. Er ist nicht gerade ein Freund vieler Worte. Das meiste muss man sich bei ihm denken.

»Wie – einzigartig?«, fragte ich.

Er hob die Schultern. »Ich kann es nicht beschreiben. Es ist unglaublich … klar. Es ist … das Licht überhaupt.«

Das klang so gar nicht nach dem zupackenden, ironischen, oft ruppigen Albert. Offenbar spürte er es selbst, denn er nahm einen Keks und stopfte ihn sich vor Verlegenheit ganz in den Mund.

»Hör dir das an, Fee«, sagte ich und lachte. »Unser Albert ist ein Romantiker.«

Fee sah zum Himmel. Als suchte sie nach Alberts Licht.

Albert lehnte sich in seinem Gartenstuhl zurück und verschränkte die Arme vor der Brust. Ein Krümel hing an seinem Mundwinkel. Das rührte mich.

»Also gut«, sagte ich, »ich nehme den Romantiker mit dem tiefsten Ausdruck des Bedauerns zurück.«

Albert riss die Mauer wieder ein, die er zwischen sich und mir aufgebaut hatte. Er nahm die Arme runter und zupfte Fees tadellos liegende Decke zurecht.

»Wenn du je in die Highlands kommen solltest, jemals«, betonte er beinah drohend, »dann wirst du es selber sehen.«

»Der Highlander«, sagte ich bedeutsam zu Fee. »Es kann nur einen geben.«

Es war ein guter Tag und ich war gut drauf. Ich konnte mich einfach nicht bremsen. An solchen Tagen nannte meine Mutter mich *Spottdrossel.* Aber an solchen Tagen ärgerte mich das nicht. An solchen Tagen lamentierte auch die kleine wunde Stelle in mir nicht darüber, dass alle Welt sich immer nur um Fee kümmerte und mich links liegen ließ. An solchen Tagen war Fee meine große Schwester und ich liebte sie ohne Einschränkung. An solchen Tagen störte es mich nicht, dass alles so schwierig war. Sehnte ich mich nicht nach einer Familie wie denen in den amerikanischen Serien, wo alle dermaßen fröhlich, klug und witzig sind, dass selbst Katastrophen locker an ihnen abprallen.

»Es reicht, Claire!«

Albert starrte mich so finster an, wie er nur konnte. Ich starrte finster zurück, bis er lachen musste.

»Gut«, versprach ich. »Kein böses Wort mehr.«

»Bestimmt?«

Ich hob drei Finger zum Schwur.

Albert stand auf. Schob die Hände in die Hosentaschen. Er trug seine geliebten Rapperjeans und sah aus, als wäre er im Vollwaschgang eingelaufen. Aber ich verkniff mir das Grinsen, sah ihn groß und unschuldig an.

Er gab Fee einen Kuss aufs Haar. Fee bewegte den Kopf.

»Ich fahr jetzt nach Hause«, sagte Albert. »In einer halben Stunde bin ich mit den Fotos wieder hier.«

Auch das noch! Hatte ich an den Dia-Abenden bei Tante Edith und Onkel Benno nicht schon genug gelitten? Sie verbrachten ihren Urlaub immer im Allgäu. Kraxelten die Berge rauf und runter und fotografierten jeden Stein, jeden Bach, jedes Edelweiß am Weg. Tante Edith bei der Jause in einer Almhütte. Onkel Benno mit Bierkrug. Tante Edith im Dirndl. Onkel Benno in Kniebundhosen vor einem Berg, einen Fuß wie ein Eroberer auf einen Felsen gestellt.

Aber für Albert bekämpfte ich meine aufkommende Panik. Ich wollte mir seine Fotos ansehen, ohne Heulen und Zähneknirschen.

»Schottland ist ja nicht das Allgäu«, sagte ich.

Da Albert Tante Edith und Onkel Benno nicht kannte, erntete ich nur einen verdutzten Blick und ein entrüstetes: »Selbstverständlich nicht!«

Er würde Tante Edith und Onkel Benno auch nicht kennen lernen. Seit Fees Konfirmation sahen wir sie nicht mehr. Auf unsere Einladung war ein Brief von Tante Edith gekommen, in dem sie schrieb, sie könnten das ganze Elend nicht ertragen.

»Dann sollen sie das auch nicht«, hatte meine Mutter nur gesagt und die beiden abgehakt.

Wer gegen Fee war, der war gegen uns alle. In diesen Dingen war meine Mutter konsequent. Tante Edith und Onkel Benno hatten ihre Chance gehabt. Sie hatten sie nicht genutzt.

Meinem Vater fiel es schwerer, sich von Menschen zu trennen, die einmal zu unserem Leben gehört hatten. Es war gar nicht so sehr die Absage, die ihn verletzt hatte. Es war die Begründung.

Das ganze Elend.

Von einem Elend war nichts zu spüren. Weder in der Kirche, noch bei Kaffee und Kuchen im Gemeindesaal. Fees ganze Schule war eingeladen und es wurde ein sehr schönes Fest.

Kein Elend. Das genaue Gegenteil.

Fee trug einen blauen Rock, einen grünen Pulli und darunter eine weiße Bluse. Sie nahm die Glückwünsche und die Geschenke entgegen wie eine Berühmtheit, die weiß, dass solche Huldigungen ihr zustehen.

Ich beneidete sie glühend, aber ich musste noch zwei Jahre warten.

Elend? Das hatte in unserem Leben keinen Platz.

»Benno, Benno«, sagte mein Vater noch wochenlang immer wieder und schüttelte den Kopf.

Er hatte keinen Bruder mehr.

»Zu Tisch!«, rief meine Mutter. Manchmal ist ihr nach Dame. Dann redet sie wie die Ladys in den Romanen von Agatha Christie.

Sie hatte für Albert mitgedeckt.

»Er ist nach Hause gefahren, um Fotos zu holen«, sagte ich. »Kannst du ihm seine Portion warm halten?«

Als er zurückkam, waren wir mit dem Essen fast fertig.

»Da«, sagte er, knallte die Fotos auf den Tisch und machte sich über den Salat her.

Ich schob meinen Teller beiseite. Betrachtete das erste Foto. Und verfiel Schottland rettungslos.

Über Land. Durch kleine, schläfrige Ortschaften. Schafherden rechts und links. Viele der Weiden von schiefen Trockenmauern eingegrenzt. Über alldem der Himmel mit viel Weiß und Blau. Das Gras am Wegrand hochgeschossen. Eine Idylle.

Ich habe sie mir verdient. Und ich genieße sie. Spüre, wie mein Kopf frei wird, wie ich anfange zu begreifen, dass Ferien sind. Und dass ich in Schottland bin.

»Das Licht in den Highlands«, sagte Albert damals, »das kannst du mit nichts auf der Welt vergleichen.«

Ich sah es schon auf den Fotos. Und hielt sie Fee hin. Aber Fee war an diesem Abend unruhig. Sie drehte den Kopf weg.

Rund und sanft waren die Berge. Wie die Brüste einer üppigen Frau.

Das Blau der Chagallbilder kam mir in den Sinn. Picassos blaue Periode. Die blaue Blume der Dichter.

»Diese Fotos sind nichts gegen die Wirklichkeit«, sagte Albert zu Fee. »An den übrigen Landschaften hat Gott geübt. Mit den Highlands hat er sein Meisterwerk geschaffen.«

Albert hat nie an Gott geglaubt.

In diesem Moment beschloss ich, die Highlands zu sehen.

Beinah unmerklich der Übergang nach Schottland. Ein Grenzstein. Eine Tafel mit Erläuterungen. Ein Imbisswagen, an dem wir uns Kaffee in Plastikbechern holen. Zum ersten Mal bezahlen wir mit schottischem Geld.

Der Kaffee schmeckt nicht. Zu dünn. Aber er wärmt.

»Woran erkennt man Touristen?«, fragt Jost.

»An den Jogginganzügen, den zerknitterten Shorts, den zu kurzen T-Shirts und den Fotoapparaten«, sage ich und sehe mich um. Die Familie, die an der Tafel steht und die Informationen liest, bestätigt meine Vorurteile. Vater, Mutter, Kinder, alle im Jogginganzug. Aber auch ich habe meinen Fotoapparat mitgenommen. Um Erinnerungen heimzubringen. Wer weiß, ob ich je wieder nach Schottland komme.

Auch wir sind Touristen.

In Lederklamotten. Mit Sturzhelm. Für Leute wie diese Familie da wahrscheinlich Touristen der übelsten Sorte.

Wir laufen ein wenig auf und ab. Die Bewegung tut gut. Fröstelluft. Wind. Alle Sinne öffnen. Dies ist der Anfang unserer Reise. Ich liebe Anfänge. Bei einem Buch entscheiden die ersten Seiten darüber, ob ich es kaufe oder nicht.

Da hält neben uns ein Reisebus. Die Türen öffnen sich. Eine japanische Reisegruppe steigt aus. Zwanzig, dreißig Fotoapparate und Filmkameras. Ein Mann schleppt sogar ein schon aufgeklapptes Stativ heraus.

Was wollen sie fotografieren? Den Grenzstein? Den ersten Blick auf Schottland?

Sie stellen sich in Positur, werden vor dem Grenzstein aufgenommen und fotografieren die andern vor dem Grenzstein.

»Die individuelle Erfahrung«, sagt Jost spöttisch.

Ich denke noch darüber nach, da schüttet er den Rest seines Kaffees aus.

»Kommst du?«

Und wir fahren weiter. Durch Schottland. Endlich!

Plötzlich spüre ich die Enttäuschung. Das Licht, das Albert mir versprochen hat, es ist nicht da.

Licht.

Meine Eltern hatten ein langes Gespräch mit dem Pfarrer geführt. Sie wollten nicht, dass er etwas Falsches über Fee erzählte. Was wusste er schließlich von ihr? Nichts.

Es gehörte nicht zu seinen Aufgaben, sich um Fee zu kümmern, als sie noch lebte.

Die Kirche interessiert sich in erster Linie für den Tod. Das Leben ist für sie nur von Bedeutung, wenn es um Fragen wie Schwangerschaftsabbruch oder Sterbehilfe geht. Dann erhebt sie es zum kostbarsten Gut. Aber solange jemand lebt, soll er sehen, wie er klarkommt.

»Kein einziges falsches Wort will ich über Fee hören«, sagte meine Mutter vor der Tür des Pfarrers. Sie wappnete sich mit einem Lächeln, das ihre Augen nicht erreichte.

Was hatte sie erwartet?

Der Pfarrer stellte Fragen und machte sich Notizen. Sein Zimmer war voller dunkler Möbel und roch nach Politur. Hell waren nur die Kinderstimmen im Haus. Draußen bellte ein Hund. Die Frau des Pfarrers brachte uns Kaffee.

Ich saß dabei. Stumm. Nicht fähig, über Fee zu reden.

Deshalb sagte der Pfarrer später nichts über das Licht.

Mein Vater war in seinen Erwartungen realistischer. Das ist er immer.

»Ein Pfarrer ist bloß ein Pfarrer«, sagte er, als wir das Pfarrhaus wieder verlassen hatten und durch den blühenden, duftenden Vorgarten zum Törchen gingen.

Zusammen bilden meine Eltern ein gutes Team. Die Idealistin und der Pragmatiker. Wolkenkuckucksheim und Fels in der Brandung. Und ich irgendwo dazwischen. Oft zerrissen, hin und her schwankend zwischen beidem. Die Füße auf der Erde, den Kopf in den Wolken.

Fee hat das alles immer ins Lot gebracht.

Für jeden Menschen, den ich kenne, suche ich nach dem einen, einzigen Wort, das ihn am besten beschreibt.

Fee war Licht.

Sie hatte etwas Strahlendes. Auf den Fotos von früher lacht sie immer, während ich ernst in die Kamera sehe.

Dann kam die Krankheit. Fee verlor ihre Sprache. Sie verlor die Fähigkeit, sich zu bewegen. Sogar die Fähigkeit zu lachen.

Und die Krankheit machte sich über ihre Organe her. Sie bereitete ihr Schmerzen.

Trotzdem behielt sie das Strahlende. Selbst Außenstehende bemerkten es.

Licht.

Das Wort kam in der Ansprache des Pfarrers nicht vor. Hätte ich es ihm verraten, hätte er mich wahrscheinlich nur befremdet angeschaut.

In Jedburgh halten wir an und stellen das Motorrad ab. Eine Wahnsinnskulisse. Die Abbey eine Ruine, ein Torso von vollendeter Schönheit. Durch die hohen Fensterbögen kann man die Bäume und den Himmel sehen.

Den Himmel, Fee. Und für einen Moment ist er strahlend blau, wie am Tag deiner Beerdigung.

Kein Luftballon. Nur eine Wolke, die sich langsam in das Blau stiehlt.

Wir schlendern durch den Ort. Wenige Touristen. Und nirgendwo ein deutsches Wort.

Ein kleiner Platz. Zwei alte Männer auf einer Bank. Ein Junge kickt eine verbeulte Coladose vor sich her.

Es ist Samstag. Frauen schleppen Wochenendeinkäufe. In einem kleinen Supermarkt kaufen wir dunkles Toastbrot, Käse, Butter, ein wenig Obst und Wasser aus einer Highlandquelle. Sparkling.

An der Kasse packt der Kassierer unsere Waren in eine dünne grüne Plastiktüte.

Meine Mutter benutzt niemals Plastiktüten. Sie verabscheut Menschen, die kein Umweltbewusstsein haben.

»Have a nice time!«

Ein Lächeln hinter spiegelnden Brillengläsern, tief in meine Augen hinein. Glattes Blondhaar. Flaumiges Kinn. Gepflegte Hände mit sauber gefeilten Halbmondnägeln. Nicht eben mein Typ, aber nett. Anfang zwanzig und sämtliche Anzeichen des idealen Schwiegersohns.

»Mir hat er keine nice time gewünscht«, sagt Jost draußen und blinzelt in der Sonne.

»Eifersüchtig?« Ich lege ihm den Arm um die Taille.

»Sagen wir es mal so«, Jost zieht mich an sich, so nah, dass wir nur noch im Gleichschritt laufen können, ohne zu stolpern, »wenn wir in Jedburgh blieben, würde ich dich nur im äußersten Notfall allein in diesem Laden einkaufen lassen.«

Gegenüber ein Schild. *Coffee shop*. Wir überqueren die Straße und öffnen die Tür.

Eine Theke mit lauter höchst giftig aussehenden Törtchen. Ferkelrosa. Veilchenblau. Zahnpastagrün.

»Oh Gott«, sagt Jost.

Zierliche, freundliche Kiefernmöbel. Und alle Tische besetzt. Bis auf den am Fenster, der voll in der Sonne steht.

Wir setzen uns, und obwohl ich meine Jacke ausgezogen habe, fange ich an zu schwitzen, sehne mich nach meinen leichten, weiten Leinenhosen.

Nach Törtchen ist uns nicht. Wir bestellen jeder ein Sandwich und Kaffee.

Die junge Serviererin hat es besser als ich. Sie trägt ein Sommerkleid. Mich nimmt sie kaum zur Kenntnis. Strahlt Jost an, als wär er Adonis persönlich. Misst ihn mit Kennerblick von oben bis unten.

Jost lächelt unsicher zwischen ihr und mir hin und her.

Als sie dann zur Theke geht, gilt jeder ihrer langsamen, geschmeidigen Schritte nur ihm.

»Jetzt sind wir quitt«, sage ich und strecke die Beine aus.

Ich bin nicht daran gewöhnt, Zeit zu haben. Sie mit dem zu füllen, was mir gerade in den Sinn kommt. Verschwenderisch mit ihr umzugehen. Zu Hause war ich immer eingespannt. Besonders im letzten Jahr.

Es gab einen strengen Terminplan. Für mich wurde er etwas gelockert. Aber ich hatte Verpflichtungen. Meine Mutter brauchte ab und zu ein paar Stunden für sich. Um nicht durchzudrehen. Um Atem zu holen. Um bei sich zu sein. Mit sich allein. Und mit ihren Gedanken.

Und jetzt sitze ich hier und könnte stundenlang sitzen bleiben, wenn ich nur wollte. Niemand würde mich vorwurfsvoll ansehen.

Harte Worte gab es bei meinen Eltern selten. Nur diesen Blick, der schlimmer war als eine Ohrfeige. Denn manchmal bin ich ausgebrochen aus dem Zeitraster. Manchmal musste ich einfach so tun, als wär ich ein normales Mädchen mit einer normalen Familie.

Das Sandwich ist dreieckiges, labbriges, ungetoastetes Brot mit Käse und Gurkenscheiben. Der Kaffee ist stark und gut.

Jost wird nicht satt. Er bestellt sich noch eine Soup of the day. Die Sommerschöne bringt sie mit einem bedeutungsvollen Lächeln. Und stellt sie vor ihn hin, als wär es eine Terrine mit den Kronjuwelen.

Am Nebentisch ein kleiner Junge mit seiner Großmutter. Ihr Haar ist violett. Sie trinkt einen Kaffee und sieht ihrem Enkel zu, wie er Chips mit Baked Beans verzehrt.

Bei uns zu Hause gab es nur Vollwertkost. Wegen Fee. Meine

Mutter mahlte das Getreide selbst, backte unser Brot. Obst und Gemüse kaufte sie auf einem Ökobauernhof.

Mein gesamtes Taschengeld gab ich für Süßigkeiten aus. Und manchmal fuhr mein Vater mit mir zu McDonald's. Das waren Festtage für mich.

»Bist du fertig?«, fragt Jost.

Wir zahlen an der Kasse und treten auf die Straße hinaus. Der Wind kühlt mir das erhitzte Gesicht. Noch etwa zwei Stunden. Dann sind wir endlich in unserm Haus.

2.

Zehn kleine Blockhäuser aus dunklem, fast schwarzem Holz, im Halbrund aufgestellt, mit Blick auf den Lake of Menteith. Hinter dem See eine Bergkuppe, fern, fremd und schön. Ich finde das Grün von Alberts Fotos wieder, das Silber und das Blau. Und mir ist, als wären wir mitten in einen Rosamunde-Pilcher-Film geraten.

Aber unser Leben wär nicht der Stoff für solche Filme. Die Leute würden sich so was nicht anschauen. Sie schauen ja Menschen wie Fee schon im richtigen Leben nicht an. Sehen immer über sie hinweg. Retten sich vor dem Erschrecken. Bringen ihre Gefühle in Sicherheit.

Meine Mutter hatte Verständnis für sie.

»Es ist Hilflosigkeit«, sagte sie. »In unserer Gesellschaft ist man jung, sportlich, aktiv und sonnengebräunt und möglichst ungebunden. Und dann kommen diese Behinderten daher und zerstören das ganze schöne Bild.«

Wenn es Hilflosigkeit war, durfte sie die Leute nicht verurteilen. Also tat sie es nicht.

Anders als ich. Nie habe ich mich an das rasche Wegschauen gewöhnen können, an das verstohlene Tuscheln und das zur Schau gestellte Mitleid. Ich konnte es nicht ertragen, Tante Edith zuzuhören, wenn sie Fee ansprach. Ihre Stimme schraubte sich eine Oktave höher und sie benutzte Worte, als hätte sie eine Vierjährige vor sich.

Fee wandte jedes Mal auf ihre unnachahmliche Art den Kopf ab.

»Woran denkst du?«, fragt Jost.

»An Fee«, sage ich. »Ich hätte ihr das hier so gern gezeigt.«

Aber das schottische Klima wäre ihr gar nicht bekommen. Meine Mutter fuhr mit ihr in den Süden, sooft sie konnte. Und auch wenn wir alle zusammen verreisten, war das Ziel immer ein Land mit relativ hoher Durchschnittstemperatur.

Vielleicht hätten wir auswandern sollen.

Vielleicht würde Fee dann noch leben.

Vermutungen. Sie führen zu nichts.

»Es hätte ihr gefallen«, sagt Jost.

Ja. Es hätte ihr gefallen. Himmel und Wasser. Es hätte sie glücklich gemacht.

Wir haben uns die Trossachs ausgesucht, eine Wald- und Seenlandschaft, die bekannt ist für ihre Schönheit. Behaupten die Reiseführer. Bisher hatte ich nichts als ihr Wort. Und ihre Fotos. Endlich kann ich mich selbst davon überzeugen.

In den Schluchten der zerklüfteten Trossachs hat der berüchtigte Red Robert MacGregor gehaust.

»Er war Viehhändler«, erkläre ich Jost, »irgendwann im achtzehnten Jahrhundert. Es ist eine Michael-Kohlhaas-Geschichte. MacGregor hatte Schulden und floh vor seinen Gläubigern in die Wälder. Der Duke of Montrose pfändete seinen Hof, vertrieb seine Familie und erklärte MacGregor für vogelfrei. MacGregor wehrte sich auf seine Art – er wurde zu Rob Roy, dem schottischen Robin Hood. Die Reichen wurden von ihm beraubt, die Armen beschenkt, ein ziemlich gelungener Racheakt, finde ich.«

»Hätt ich an seiner Stelle genauso gemacht«, sagt Jost.

Ich stelle mir vor, wie er auf seinem Motorrad durch die Wälder braust, Jost, der letzte Freibeuter des Jahrtausends.

»Damals natürlich«, sagt Jost, als er mein Lächeln sieht.

Ganz in der Nähe ist Loch Katrine. Der See wurde durch Sir Walter Scotts *Lady of the Lake* weltberühmt.

In den vergangenen Wochen habe ich jede freie Minute über meinen Schottlandbüchern verbracht. Anders als Jost. Der wollte sich lieber überraschen lassen. Mir ist das ganz lieb. So kann ich ihm alles erzählen, was ich weiß.

»Scott war das, was man heute einen Bestsellerautor nennt«, sage ich. »Seine Bücher hatten enorme Auflagen und er war so wohlhabend, dass er sich ein Schloss bauen lassen konnte.«

Jost ist beeindruckt. Sein Erspartes geht für diese Reise drauf und bei einem Motorrad wie seinem, das gierig Benzin und Ersatzteile verschlingt, wird es lange dauern, bis er wieder auf einen grünen Zweig kommt.

»Abbotsford House«, sage ich. »Es soll eine wilde Mischung aus allen möglichen Stilarten sein, eine grandiose Zitatensammlung. Scott sah irgendwo etwas, was ihm gefiel, ein Portal, einen Kreuzgang, und ließ es nachbauen.«

»Komischer Kauz«, sagt Jost, der sein Gedächtnis nach Informationen zu Sir Walter Scott zu durchforsten scheint.

»Für einen, der sich auf historische Themen spezialisiert hat, ist das doch nicht verwunderlich«, sage ich. »Er hat mit seinen Gedanken in der Vergangenheit gelebt, da ist es doch verständlich, wenn er sich die Vergangenheit auch sichtbar in sein Leben holt. Wahrscheinlich hat das seine Phantasie angeregt.«

Jost hat sich nach einem Stein gebückt und wirft ihn ins Wasser. Die Kreise zittern bis vor unsere Füße.

»Hat er nicht *Ivanhoe* geschrieben?«

Ich nicke.

»Da gab es eine alte Verfilmung, die ich furchtbar gern mal wieder sehen würde. Aber im Fernsehen wiederholen sie die dümmsten Schinken, nur diesen tollen Film nicht. Ich hab ihn als Junge gesehn.« Widerwillig beginnt Jost sich für diesen komischen Kauz zu erwärmen, der seine Kindheit um einen Helden bereichert hat.

»Und dann machte sein Verleger bankrott«, erzähle ich weiter. »Das hatte auf Scott fatale Auswirkungen. Er schrieb wie besessen, um aus den Schulden herauszukommen. Er arbeitete bis zum körperlichen Zusammenbruch. Davon hat er sich nie mehr erholt. An einem Schlaganfall ist er dann schließlich gestorben, um 1830 herum, glaube ich.«

»Wär besser gewesen, er hätte sich in die Wälder verdrückt«, sagt Jost. »Wie dieser MacGregor.«

»Und wie wir.« Ich hake mich bei Jost ein. »Auch wenn wir es um einiges bequemer haben als der alte Rob Roy.«

Wir gehen zum Haus zurück.

Es war mir wichtig, mit Jost in einem Haus zu wohnen und nicht über Land zu fahren und jeden Abend woanders zu schlafen. Bed and Breakfast. Vor ein paar Wochen noch hätte mir das gefallen. Aber dann hat sich mein Leben auf den Kopf gestellt. Ich wollte in Schottland unbedingt an einem Punkt zu Hause sein.

Ein Wohnraum mit Fenstern bis zum Boden. Eine Küchenzeile, die wir wenig nutzen werden, weil wir beide erbärmliche Köche sind. Ein kleines Bad, frühes Mittelalter. Zwei winzige Schlafräume, einer mit zwei Betten, einer mit Doppelbett.

Ein Doppelbett!

Nach Josts schmalem Bett in seinem Zimmer ein wahrer Luxus. Die Bettwäsche hellblau mit weißen und grünen Blümchen.

April brings the primrose sweet,
Scatters daisies at our feet.

Jost wirft sich auf die Blümchen und streckt die Arme nach mir aus. Darauf haben wir eine ganze Überfahrt lang gewartet.

Es gibt nicht viel auszupacken, ein paar Hosen, Pullis, T-Shirts, Wäsche. Die Sachen sind rasch in Schrank und Kommode verstaut.

»Und wenn wir Krach haben«, hat Jost gesagt, »kann einer von uns ins Nebenzimmer umziehen. Das ist äußerst praktisch.«

Die Tagebücher lege ich auf den Schreibtisch im Wohnraum. Sechs schmale Bände im Din-A-5-Format. Fröhlich eingebunden. Die Sonne lässt die Farben leuchten.

Genau wie am Tag vor unserer Abreise.

Ich hatte mit meiner Mutter im Garten Kaffee getrunken und den ersten Pflaumenkuchen des Jahres gegessen. Sie hatte am Teich gedeckt, ihrem Lieblingsplatz.

Auch Fee hatte diesen Platz am liebsten gehabt. Die Birke beschattet ihn angenehm und lässt doch immer noch genug Licht durch ihre Zweige.

In den letzten Monaten dann, als Fee auch in der prallen Sonne noch fror, hatten wir uns mit ihr immer auf der windgeschützten Terrasse aufgehalten.

Es ging schon auf den Abend zu. Die Fische sprangen. Ihre Leiber glitzerten silbern über der dunklen Fläche des Wassers und tauchten mit einem leisen Plätschern wieder ein.

Meine Mutter ging ins Haus und kam mit ihren Tagebüchern zurück. Sie legte sie vor mich hin und der letzte Sonnenstrahl spielte auf ihnen.

»Ich möchte, dass du mehr über mich erfährst«, sagte sie.

Das überraschte mich. Ich hatte geglaubt, meine Mutter zu kennen. Sie ist eine starke, unbeugsame, beherrschte Frau. Das, was man im eigentlichen Sinn eine Dame nennen würde.

Zu jeder Zeit hat sie Haltung gezeigt. Vor allem am Tag von Fees Beerdigung. Kerzengerade wandte sie sich vom Grab ab und *schritt* zur Seite.

Der lange Zug der Trauergäste. Hundert Hände, die sie schüttelte. Und keine einzige Träne. Ihre Stärke war an diesem Tag so groß, dass sie sogar noch Worte und Gesten fand, die andern zu trösten.

Hubert, Fees bester Freund aus der Schule, weinte laut. Die Tränen rollten ihm über das dicke Gesicht. Meine Mutter legte ihm den Arm um die Schultern und hielt ihn fest. Aber er beruhigte sich nicht.

Fee hatte ganz anders geweint. Perlentränen. Und immer lautlos.

Fee hat oft geweint. Als wären die Tränen an die Stelle ihres Lachens getreten. In den letzten Monaten habe ich sie nicht mehr weinen sehen. Sie war auf fünfundzwanzig Kilo abgemagert und hatte vielleicht nicht mehr die Kraft dazu.

Wir mussten sie im Rollstuhl angurten, damit sie nicht herausfiel. Und sehr darauf achten, dass sie sich nicht wund scheuerte. Manchmal jammerte sie und niemand wusste den Grund. Es war immer meine Mutter, die herausfand, was Fee Unbehagen verursachte. Oft war es nur eine Falte, auf der sie nicht sitzen konnte.

Ich sah auf die Tagebücher. Sie gehörten zu meinem Leben. Abend für Abend hatte ich meine Mutter schreiben sehen, nachdenklich, die Brille vorn auf der Nasenspitze.

Sie hat nie ein Geheimnis aus den Tagebüchern gemacht, hat sie nie vor uns versteckt. Aber wir haben sie als Geheimnis akzeptiert. Das war der Bereich, der nur ihr gehörte. In den niemand eindrang.

Und jetzt wollte sie sie mir zu lesen geben?

Sie bemerkte mein Zögern.

»Nimm sie mit nach Schottland«, sagte sie. »Ich möchte dir wieder näher kommen.«

So nah, wie sie Fee war?

Ich konnte mir eine solche Nähe nicht vorstellen zwischen meiner Mutter und mir. Ich konnte sie mir bei keinem Menschen vorstellen. Außer bei Fee.

Das hat sich mit ihrem Tod nicht geändert. Wir waren wie zwei Seiten eines einzigen Menschen. Fee war das Innere dieses Menschen und ich war sein Außen. Fee war das Bewusstsein, ich der Körper.

»Ich bin nicht Fee«, sagte ich. Unnötig grausam.

Meine Mutter sah mich an mit diesem Blick, der immer alles weiß. Vor dem man keine Regung verstecken kann.

»Nein«, sagte sie. »Du lebst.«

Sofort fuhr ich meine Abwehrantennen aus. Elias Canettis These, jeder fremde Tod sei ein eigenes Überleben, hatte mir schon genug zu schaffen gemacht.

»Und ich bin froh darüber«, setzte meine Mutter hinzu.

Ich schämte mich.

Meine Mutter lehnte sich zurück. Sie war gerade beim Frisör gewesen und hatte sich frische Strähnchen machen lassen. Ihr Haar war immer perfekt geschnitten und frisiert. Sie erlaubte dem Alter nicht, sie mehr anzugreifen, als nötig war.

»Ich bin nicht halb so stark, wie du denkst«, sagte sie. »Ich habe mich mit dieser Stärke oft nur gepanzert. Damit nicht alles zerbricht.«

Ich sah meinen Vater vor mir, sein schmales, dunkles Gesicht, seine langen, feingliedrigen Finger, das schüttere Haar, die Goldrandbrille, die er auf- und absetzt, mit der er spielt, wenn er sich mit jemandem unterhält.

Mein Vater ist an dem Tag zerbrochen, als die Diagnose endgültig war.

MPS.

Die Krankheit war damals noch nicht so sehr bekannt. Deshalb wurden die Symptome oft nicht richtig eingeschätzt. Auch Fees Weg zu der Diagnose war lang und bitter.

Eine Stoffwechselkrankheit, die durch das Fehlen eines Enzyms hervorgerufen wird.

MPS. Mukopolysaccharidose.

»Kümmern Sie sich beizeiten um einen Platz in einem guten Heim«, hatte der Arzt meinen Eltern gesagt. Damals ging Fee in den Kindergarten. Sie war vier Jahre alt. »Ihre geistigen Fähigkeiten werden sich bis zur völligen Demenz zurückbilden.«

Mein Vater hatte eine große Familie gewollt. Vater, Mutter und drei, vier gesunde Kinder. Er war der Letzte einer langen Reihe von Generationen. Nach Fee und mir hatte er auf einen Sohn gehofft.

Er hielt nicht viel von Ärzten. Und Fee wirkte doch ganz normal. Außer dass sie im Kindergarten plötzlich Anfälle von Aggressivität zeigte, die so gar nicht zu ihr passen wollten.

»Sie wird Sie irgendwann nicht einmal mehr erkennen«,

sagte der Arzt und ließ keinen Zweifel daran, dass er wusste, wovon er sprach.

Die erste Reaktion meines Vaters war, wie ich später erfuhr, ein Aufbäumen. *Ich will gesunde Kinder haben.* Die zweite war die nackte Angst. *Und was ist mit Claire?*

Er gab sich nicht zufrieden mit dem Befund. Er zog weitere Ärzte zu Rate.

Doch die bestätigten die erste Diagnose. Ausnahmslos.

Dass ich gesund war, konnte meinem Vater nicht helfen. Er brauchte lange, bis er akzeptiert hatte, dass seine älteste Tochter behindert war. Noch länger brauchte er, um das Todesurteil anzunehmen, das die Ärzte zusammen mit ihrer Diagnose ausgesprochen hatten. Fee würde nicht älter als zwölf, höchstens fünfzehn Jahre alt werden.

Das alles wusste ich von meiner Mutter. Mein Vater sprach niemals über diese Zeit.

Damals hatte meine Mutter damit angefangen, der Schwäche meines Vaters ihre Stärke entgegenzusetzen. Den Ausgleich geschaffen. So hatte ich mir das immer gedacht. Meine Mutter hatte nicht zulassen können, dass etwas zerbrach, erst recht nicht ihr Mann. Und mein Vater war ja auch wieder auf die Beine gekommen. Ganz allmählich. Jahr für Jahr.

»Ich habe wenig Zeit für dich gehabt«, sagte meine Mutter.

Ich schüttelte den Kopf. »Wenn du Zeit hattest, dann hast du immer Zeit für mich gehabt«, sagte ich.

Sie lächelte. »Hörst du, wie paradox das klingt?«

Seit Fees Tod hatten wir nicht mehr so miteinander geredet. Ich wollte es auch jetzt nicht. Meine Sachen waren gepackt. Alles war bereit. Ich wollte nur noch eins – weg von hier. Woandershin. Und das so bald wie möglich.

Der Frosch begann Geräusche von sich zu geben. Seit er sich unseren Teich als Zuhause ausgesucht hatte, konnte ich nachvollziehen, warum teich- und froschlose Nachbarn von Teichbesitzern vor Gericht ziehen.

Er quakte nicht, wie es in den Büchern meiner Kindheit immer so schön hieß, er ratterte, knurrte und knallte. Ich begriff allmählich, wie die Knallfrösche an Silvester zu ihrem Namen gekommen sind.

An diesem Nachmittag knarrte er wie eine alte, ausgeleierte Tür.

Die Tagebücher auf dem Tisch schienen an Gewicht zuzunehmen. Ich war mir nicht im Klaren darüber, ob ich sie überhaupt lesen wollte.

Was ist ein Mensch ohne seine Geheimnisse?

Fee hatte mir das gezeigt.

Sie lebte in einer Welt, zu der wir nur sehr begrenzt Zugang hatten. Sie war ein Rätsel, das die Wissenschaft gelöst zu haben glaubte.

Völlige Demenz. Sie wird Sie irgendwann nicht einmal mehr erkennen.

Aber Fee blieb rätselhaft. Auch für uns.

Eine Welt voller Schmerzen, Auflehnung und Ohnmacht. Denn ihr war ja bewusst, dass sie ihre Fähigkeiten von Tag zu Tag mehr verlor. Dass sie einzelne Worte verlor und schließlich ihre gesamte Sprache. Dass sie ihren Gliedern nicht mehr trauen konnte. Bis sie im Rollstuhl saß und bei den Mahlzeiten gefüttert wurde wie ein Kleinkind.

Und sie musste Windeln tragen.

Als wäre das nicht schon schlimm genug, musste sie auch noch zulassen, dass in der Schule andere ihr die Windeln wechselten.

Dafür waren die Zivis zuständig.

Meine Mutter war dagegen Sturm gelaufen.

»Wenn Sie uns eine weibliche Kraft finanzieren«, sagte man ihr, »dann werden wir das liebend gern ändern.«

Fee machte die Hölle durch. Man konnte es an ihren Augen sehen. Wenn ein neuer Zivi kam, war sie tage-, wochenlang unruhig und verkrampft und hatte kaum Appetit. Sie war kein

Kind mehr. Sie war eine junge Frau. Und die Zivis waren junge Männer.

Fee aus der Schule zu nehmen, wäre keine Lösung gewesen. Sie war gern dort, auch als sie längst nur noch passiv teilnehmen, nur noch zusehen und zuhören und nichts mehr selbst tun konnte. Ihre Welt zu Hause war zu eng. Sie brauchte den Kontakt nach außen dringend.

Auch für meine Mutter war die Schule wichtig. Es hätte ihre Kräfte überstiegen, sich rund um die Uhr um Fee zu kümmern.

Und dann kam Albert.

Ich war immer davon überzeugt gewesen, dass die Zivis in Fees Schule zu den besonderen Menschen gehörten, denn sonst hätten sie den einfachen Weg eingeschlagen und sich nicht für diese aufreibende Arbeit entschieden. Als ich jedoch Albert kennen lernte, wusste ich, dass *besonderer Mensch* eine absolut unzureichende Bezeichnung für ihn war.

Er war mehr als das. Viel, viel mehr.

Fee vertraute ihm vom ersten Tag an.

Und Albert ihr.

»Ich kam in die Klasse«, erzählte Albert mir später, »und da war ein ziemlicher Lärm und ein grandioses Durcheinander. Nur Fee saß still da und guckte mich an. Ich wusste sofort, dass ich nichts vor ihr verbergen konnte, und gleichzeitig wusste ich, dass ich nichts vor ihr verbergen wollte.«

Als Fee dann eine Erkältung hatte und nicht zur Schule konnte, kam er zum ersten Mal zu uns nach Hause. Danach kam er immer häufiger. Bis er bei uns ein und aus ging. Unmerklich wurde er zu einem Teil unserer Familie.

Sein schnoddriger Tonfall tat uns allen gut. Er frotzelte über Gott und die Welt, hatte vor nichts und niemandem Respekt. Stundenlang konnte er bei Fee sitzen und ihr Geschichten erfinden. Und wenn er ganz unten war, kam er zu ihr, um ihr sein Herz auszuschütten.

Fees Augen leuchteten, wenn sie ihn sah. Ihr Blick folgte jeder seiner Bewegungen. Sie brauchte ihn, brauchte ihn so dringend, wie sie uns brauchte. Und er brauchte sie.

Albert blieb bis zu ihrem Tod.

Eine Woche nach der Beerdigung stand er vor unserer Tür, unrasiert, die Haare fettig und strähnig, die Augenlider gerötet und verquollen, als hätte er die vergangenen Nächte in der Kneipe verbracht. Verloren. Er erinnerte mich an einen streunenden Hund.

»Sie fehlt mir«, sagte er und setzte sich auf seinen Platz auf der Terrasse. Er sah auf die Stelle, an der Fees Rollstuhl immer gestanden hatte. »Sie war der einzige Mensch, der mich so akzeptiert hat, wie ich bin.«

Viel mehr sagte er an diesem Nachmittag nicht. Er saß da, die Hände in den Hosentaschen vergraben, vergaß den Kaffee, den ich ihm hingestellt hatte, starrte mit zusammengekniffenen Augen in die Birke, stand plötzlich auf und verschwand mit hängenden Schultern.

»Lies sie«, sagte meine Mutter. »Es ist mir wichtig, dass du es tust.«

Ich nahm die Tagebücher auf meinen Schoß und nickte. Ich würde meine Mutter besser kennen lernen. Und vielleicht auch Fee. Die beiden waren eine Symbiose eingegangen, anders als Fee und ich und doch ganz ähnlich.

Fee hatte nicht nur unser Leben bestimmt. Sie hatte uns alle im tiefsten Innern verändert.

»Hätte die gnä' Frau vielleicht Lust auf ein opulentes Dinner?«, fragt Jost.

Ich stehe immer noch am Schreibtisch bei den Tagebüchern. Bin immer noch bei meiner Mutter. Gar nicht bereit dazu, bei ihr zu sein, aber auch noch nicht bereit, in die Gegenwart zurückzukehren.

»Na?«, fragt Jost mit einem verführerischen Lächeln.

Ich murmle etwas, was er nicht versteht, denn er hält sich

die Hand ans Ohr wie ein schlechter Schauspieler, der einen Schwerhörigen spielt. Er weiß, wie er mich zurückholt. Und zum Lachen bringt.

»Lass mich noch eine Runde drehen«, sage ich und bin schon aus der Tür.

Jost spürt es, wenn ich allein sein will. Oft genug, bevor es mir selbst klar ist. Er kommt mir nicht nach. Und er nimmt es mir nicht übel. Ich höre ihn eine Melodie pfeifen.

»Wundere dich nicht über den Stil«, sagte meine Mutter. »Ich habe in der dritten Person geschrieben.«

In der dritten Person? Ich kannte nur meine eigenen Versionen aus der Zeit, als ich selbst noch Tagebuch geschrieben hatte. *Liebes Tagebuch, heute habe ich was ganz Tolles erlebt.* Ich hatte mit der Tagebuchschreiberei aufgehört, als ich merkte, dass ich mich auf jeder Seite nur selbst belog.

Ich bin nicht der analytische Typ. Möglicherweise nehme ich mich auch nicht wichtig genug. Jedenfalls stand der Aufwand des Schreibens in keinem Verhältnis zu seinem Nutzen.

»Kein Mensch schreibt Tagebuch in der dritten Person«, sagte ich.

Irgendwas in mir sperrte sich noch immer dagegen, in Gedanken einzudringen, die nicht meine waren. Ich fühlte mich schon jetzt wie ein Voyeur. Dabei hatte ich noch keine Zeile gelesen.

»Ich habe es getan, um Abstand zu gewinnen«, sagte meine Mutter. »Ganz selten habe ich das Wort *ich* benutzt. Nur wenn mir der Abstand nicht möglich war. Meistens habe ich mich von außen betrachtet. Es hat mir geholfen, mich als eine Frau zu sehen, wie sie in einem Buch vorkommen könnte. Verstehst du das?«

Und ich hatte geglaubt, meine Mutter zu kennen. Hatte ihr den Part der Starken zugeteilt, wie das auch mein Vater immer getan hatte. Es war so viel bequemer für uns.

Ein junger Mann mit zotteligen langen Haaren mäht das Gras um die dicken Stämme der Bäume mit einem Rasentrimmer. Er trägt einen Kunststoffschutz vor dem Gesicht.

Der Trimmer heult und jault. Zerstört die Stille und das ist gut so.

Allmählich komme ich zurück. Bin wieder hier in diesem wunderschönen Park. Sehe den See durch die Bäume schimmern.

Ich winke dem Zotteligen zu und er winkt zurück.

Und dann mache ich mich auf den Rückweg zu Jost.

Er sitzt auf der Holzbank vor unserem Chalet. Grinst mir entgegen.

»Ein wirklich opulentes Dinner?«, frage ich.

Er nickt.

Wir sind in der Stimmung, das Geld mit beiden Händen hinauszuwerfen.

3.

Der Mann und die Frau. Sie nannten ihr erstes Kind Fee.
Das zweite nannten sie Claire. Es war zu der Zeit, als sie noch an die Kraft von Namen glaubten.
Fee, die Zauberin.
Claire, das Mädchen mit dem Elfenhaar.

Die Schrift meiner Mutter ist mir beinah vertrauter als meine eigene. Weil sie beständig ist und sich in all den Jahren nicht geändert hat, während meine sich chamäleonartig meinen Stimmungen anpasst. Die Buchstaben sind großzügig und rund. Sie fließen selbstbewusst ineinander und ihre Gleichmäßigkeit strahlt Ruhe aus.

Meine Mutter hinterließ immer kleine Nachrichten, wenn sie mit Fee wegging und ich gerade nicht zu Hause war. Sie lagen auf dem Küchentisch, neben der Obstschale, blau, gelb, grün, rot. Niemals weiß. Eine Hand voll Worte, verschwenderisch auf die bunten Zettel geworfen.

Liebe Claire, Fee hatte Lust auf einen Spaziergang.

Liebe Claire, sind beim Arzt. Treffen danach Albert.

Liebe Claire, haben auf dich gewartet. Wo steckst du?

Ihre Tagebuchschrift ist anders. Die Buchstaben enger und kürzer, weniger rund, deutlich voneinander abgegrenzt. Als hätte meine Mutter Platz sparen wollen. Oder als hätte sie ihren eigenen Sätzen misstraut. Aber vielleicht hat sie diese zweite Handschrift ebenso als Abgrenzung gesehen wie das Schreiben in der dritten Person.

Der Mann. Die Frau.

Meine Mutter hat mit dem ersten Tagebuch angefangen, als

die Diagnose feststand. MPS. Als Fees Todesurteil gesprochen war. Als meine Eltern eine Ahnung davon hatten, was uns allen in den kommenden Jahren bevorstehen sollte.

Aber sie beginnt nicht mit einem Aufschrei. Sie beginnt am Anfang. Wie in der Bibel.

Am Anfang war das Wort.

Am Anfang war Fees Lachen.

Und dann ihr langsames Sterben.

Meine Eltern gingen nicht mehr in die Kirche. Es bestand für sie kein Anlass mehr, Gott dankbar zu sein und ihn zu verehren. Ihre Zauberin war nur auf die Welt gekommen, um sie wieder zu verlassen, ohne je richtig gelebt zu haben. Er ließ das zu. Was sollten meine Eltern mit der Binsenweisheit anfangen, die Wege des Herrn seien unergründlich?

Nicht, dass sie mit ihm gehadert hätten. Sie strichen ihn einfach aus ihrem Leben. Nur zweimal noch betraten sie vor Fees Tod eine Kirche, an Fees Konfirmation nämlich und an meiner. Und auch dabei war Gott ihnen nicht wichtig. Es war nur ein Ritus, an dem sie, aus welchen Gründen auch immer, hingen.

Fee und Claire waren sich nicht sehr ähnlich. Fees Blond mit einem Stich ins Dunkle, Claires Haar silbrig hell. Fee war zierlich und lebhaft, Claire groß, ernst und still.
Der Mann und die Frau hatten beschlossen, dass die Kinder in einem gemeinsamen Zimmer aufwachsen sollten. Obwohl das Haus geräumig genug war. Sie hatten es danach ausgesucht. Es sollte nicht nur ein Haus sein. Es sollte ein Haus voller Kinder sein.

An die Zeit mit der gesunden Fee kann ich mich nicht erinnern. Da ist nicht ein einziges Bild in meinem Kopf. Und manchmal, wenn ich mich doch zu erinnern glaube, stelle ich fest, dass es keine Erinnerung an Fee ist, sondern die Erinnerung an ein Foto von damals.

Die lachende Fee. Die ernste Claire.

Sonne im Zimmer.

Bauklötze auf dem Boden.

Eine Höhle aus Pappkartons und Decken.

Fee mit einer Puppe.

Es gibt kein Foto, das mich mit einer Puppe zeigt. Es gibt auch kaum Fotos von mir allein. Auf den meisten hocke ich hinter Fee, nah bei ihr, wie eine kleine Katze. Speckige Arme und Beine, der Mund offen, als hätte ich immerzu gestaunt.

Ich habe Puppen nie gemocht. Ich konnte nicht daran glauben, sie seien lebendig. Ihre Gesichter im Lächeln erstarrt, die Augen so tot, die Körper wie nach einem fürchterlichen Unfall steif und verdreht.

Tante Edith hatte mir einmal eine Puppe geschenkt, die laufen und sprechen konnte. Aber ihre Bewegungen waren die eines Roboters und das, was sie sagte, war immer dasselbe. Ich hatte Angst vor ihr und schlief nur ein, wenn sie nicht im Zimmer war. Da ließen meine Eltern sie eines Tages verschwinden.

Jeden Abend vorm Schlafengehen las die Frau den Kindern vor. Claire schlief noch vor den letzten Sätzen ein. Aber Fee blieb hellwach. Sie musste über die Geschichte reden. Und sie dann noch einmal hören. Um sie ganz tief innen drin zu haben, wie sie sagte.

Eine Geschichte, die sie ganz tief innen drin hatte, behielt sie für immer. Sie konnte sie auswendig hersagen und vergaß dabei kein einziges Wort.

Der Mann ließ sie das gern vorführen, wenn Besuch da war. Und Fee tat ihm den Gefallen.

Da saß sie, schaute kaum über die Tischkante und reihte Wörter aneinander, die ihren Wortschatz weit übertrafen. Und der Mann sah ihr zu, lächelnd, über die Maßen stolz.

Ich brühe mir einen Tee auf und lese weiter. In meinen dicksten Pullover gehüllt, denn es ist sehr kalt. Die klamme Kälte eines Hauses, das nur unregelmäßig bewohnt wird. Sie ist mir in den Körper gekrochen. Ich wölbe die Hände um den Becher, um sie an dem heißen Tee zu wärmen. Für einen Moment schließe ich die Augen. Völlig übermüdet.

Aber an Schlaf ist gar nicht zu denken.

Ich sehe die Bilder vor mir, die meine Mutter in ihrem Tagebuch heraufbeschwört. Sehe meinen Vater und seinen Stolz auf die älteste Tochter. Sehe Fee, die den Gästen in fremden, wohlgesetzten Worten Gutenachtgeschichten erzählt.

Fee war etwas Besonderes. Schon damals.

Doch ziemlich früh hat meine Mutter Spuren an ihrem Verhalten entdeckt, die sie irritierten.

Der Mann wollte es nicht wahrhaben. Er neigte eigentlich nicht dazu, den Kopf in den Sand zu stecken, aber Fee war zu sehr sein Kind (während Claire das Kind der Frau war. Auch zu sehr?).
Vielleicht, weil Claire ihm zu ähnlich war.
So, wie Fee der Frau ähnlich war.

Nicht äußerlich. Mein Vater ist ein dunkler Typ. Aber innerlich. Sein Ernst. Seine Bedächtigkeit. Und wie im Gegensatz dazu sein zeitweiliges Ausbrechen in das genaue Gegenteil. Bohrende Unvernunft. Aberglaube. Das Beharren auf seinen Träumen.

Und Fee war tatsächlich meiner Mutter sehr ähnlich. Bis zuletzt war sie kraftvoll. Bis zuletzt war sie von einer unvorstellbaren Gelassenheit.

Fee tat Dinge, die sonderbar waren.
Sie kam nicht zur Ruhe. Wanderte ziellos in den Zimmern umher. Zupfte an den Pflanzen, zog die Vorhänge auf und zu. Knallte mit den Türen.

Fegte die Kissen vom Sofa, Tassen und Teller vom Tisch.
Wenn der Mann Klavier spielte, hämmerte sie plötzlich wütend auf die Tasten ein.
Sie kochte auf ihrem Puppenherd Pudding und würzte ihn mit Essig und Salz.
Sie schnitt ihrer Puppe die Haare ab.
Inzwischen war sie vier. Die Frau brachte sie jeden Morgen in den Kindergarten.
»Fee malt Häuser ohne Türen«, sagte die Erzieherin. »Sie malt Menschen ohne Augen. Und wenn sie mit einem Bild fertig ist, nimmt sie einen schwarzen Stift und kritzelt darauf herum, bis es völlig unkenntlich ist.«
Fee schlug die anderen Kinder. Sie schleuderte ihren Teebecher gegen die Wand. Sie zerriss Bilderbücher.
»Haben Sie Probleme zu Hause?«, fragte die Erzieherin.
Sie war Mitte zwanzig, viel jünger als die Frau. Aber sie durfte solche Fragen stellen. Es ging um Fee. Irgendetwas stimmte nicht mit dem Kind. Da waren Fragen nicht nur erlaubt, da waren sie dringend notwendig.
Und die Frau beantwortete sie. Nein, es gab keine Probleme zu Hause, zumindest keine schwer wiegenden. Nicht in der Ehe und überhaupt. Fee wurde nicht missbraucht. Sie wurde nicht misshandelt. Sie war nicht eifersüchtig auf die kleine Schwester. Im Gegenteil. Sie liebte Claire. Passte auf sie auf. Beschützte sie.
Wahrscheinlich war es nur Schlafmangel, denn Fee wurde jede Nacht wach und irrte durchs Haus.
Aber warum verhielt Claire sich dann nicht auffällig? Sie konnte bei dem Lärm, den Fee veranstaltete, doch auch nicht schlafen.

Meine Mutter ließ Fee gründlich untersuchen. Die Kinderärztin fand nichts. Und Fees Schwierigkeiten nahmen zu.

»Kann es sein, dass Sie eine zu dominierende Mutter sind?«, fragte die Kinderärztin beim dritten Besuch.
Sie war klein, nicht größer als einsachtundfünfzig, sehr sanft, sehr leise, sehr geduldig. Ihre Augen waren von einem freundlichen Braun, mit gelben Sprenkeln, ihre Wimpern lang und gebogen. Eine Kindfrau. Das, was Männern gefällt. Und Kindern keine Angst macht.
Die Frau sah an sich selbst hinab. Lange, knochige Beine, große, breite Hände, kein Schnickschnack an ihrer Kleidung, kein Schmuck, bis auf den Ehering, der schlicht war und wie kaum vorhanden. Sie strich sich durch das störrische Haar, das sie kurz trug, um es zu bändigen. Kein Make-up, nicht einmal Lippenstift, nur Parfüm. Ein leichter, frischer Duft, ein klein wenig herb.
Was war eine zu dominierende Mutter?

Zu der Angst, dass mit Fee etwas nicht stimmen könnte, kamen nun auch noch quälende Selbstzweifel. Meine Mutter hat das oft erzählt.

»Nach solchen Gesprächen«, sagte sie, »habe ich wie eine Briefmarke unten durch die Tür gepasst.«

Und es kamen Auseinandersetzungen mit meinem Vater, der stur behauptete, Fee sei nun mal etwas Besonderes und besondere Menschen benötigten mehr Toleranz als andere. Wenn sie den Pudding für die Puppe und die Kuscheltiere mit Essig und Salz würzte, sah er darin eine frühreife Ironie, die seinen Stolz noch erhöhte. Häuser ohne Türen und Menschen ohne Augen konnten ihn auch nicht schrecken. Er war ein Liebhaber abstrakter Kunst. Die Wände in unserm Haus waren voll davon. Fee musste sich das abgeguckt haben. Und schnitt nicht jedes Kind seiner Puppe irgendwann einmal die Haare? Spielte nicht jedes Kind mal Frisör? Er selbst hatte als kleiner Junge seinen Teddybären kahl geschoren.

Und die Aggressionen im Kindergarten? Himmel, wenn er

sich im Büro so umschaute, wie es da von Aggressionen nur so wimmelte. Wenn man all diese Kollegen zum Arzt schleppen würde, wären die Wartezimmer überfüllt.

Erst als Jost ins Zimmer kommt, merke ich, dass es draußen hell geworden ist. Und dass mir erbärmlich kalt ist. So kalt, dass meine Finger zittern.

Ich ziehe die Ärmel über die Hände.

»Acht Uhr«, sagt Jost und gähnt. »Wieso bist du schon auf?«

Ich strecke mich, dass es knackt.

»Ich bin schon um halb drei aufgestanden.«

Jost verschwindet im Bad. Die Klospülung pfeift. Ein Quietschen, als der altersschwache Wasserhahn aufgedreht wird.

Ich setze den Kessel auf den Herd. Verbrenne mir fast die Finger an der blauen Gasflamme. Aber diesmal habe ich nur drei Streichhölzer verbraucht, nicht fünf, wie für meinen Tee in der Nacht.

Josts Gesicht schläft noch. Er hat eine Druckstelle an der Schläfe. Reibt sie, als würde sie schmerzen.

Dann küsst er mich. Auch in seinem Atem ist noch Schlaf. Ein schwacher, kaum wahrnehmbarer Geschmack wie nach Milch.

Er nimmt Teller und Tassen aus dem Schrank, einfaches weißes Kaufhausgeschirr, das leicht ersetzt werden kann, sucht nach Messern und Löffeln.

Im Haushalt ist Jost ein Minimalist. Keine Bewegung zu viel. Er hält Geschirr und Besteck in den Händen, schließt die Schranktüren mit der Schulter, die Schublade mit der Hüfte.

Ich sehe ihm gern zu, wenn er in der Küche hantiert. Er benutzt seinen ganzen Körper, die Hände, die Schultern, die Hüften, den Bauch, die Knie.

Weil ihm Küchenarbeit lästig ist, sagt er. Weil er sie so rasch und mit so wenig Aufwand wie möglich hinter sich bringen will.

»Gibt's hier keinen Toaster?«, fragt er.

»Nein.« Danach hatte ich schon gesucht, als ich Hunger bekam, so gegen fünf.

Jost ist jedoch nicht nur Minimalist. Er ist auch Entdecker. Notfalls sogar Erfinder. Diesmal muss er nichts erfinden, um aus den labbrigen Brotscheiben knusprigen Toast zu zaubern. Er entdeckt den Backofengrill.

Tee und Toast duften um die Wette. Die Nacht ist zu Ende. Wir sitzen am Tisch und frühstücken, während draußen die Geräusche wach werden.

4.

Edinburgh liegt unter einem windzerklüfteten Himmel. In der Vergangenheit hat es mal jemand als das Athen des Nordens bezeichnet und seitdem wiederholen es sämtliche Reiseführer.

Athen des Nordens. Feuer und Eis.

»Das bezieht sich hoffentlich nicht auf Athens Smogprobleme«, sagt Jost.

»Ganz sicher nicht. Edinburgh hat zwar auch den Beinamen *The Auld Reekie,* aber das war einmal und gilt längst nicht mehr.«

»The old was?«, fragt Jost.

»*The Auld Reekie*. Das bedeutet *die alte Verräucherte.*«

»Und worauf bezieht sich das Athen des Nordens dann?«

»Edinburgh soll eine der schönsten und am schönsten gelegenen Städte der Welt sein. Mit erstklassigen Museen und Kunstgalerien und historischen Kostbarkeiten in Hülle und Fülle. Auf dem Calton Hill soll es sogar dorische Säulen geben.«

»Auf dem Calton Hill? Tatsache?« Jost heuchelt Begeisterung. Dorische Säulen sind für uns beide ungefähr so faszinierend wie der Wirtschaftsteil der Zeitungen.

»Und Theodor Fontane, der Schottland mal bereist hat, soll von einem nahezu südländischen Treiben in der Altstadt gesprochen haben.«

»Treiben? Südländisch? Da muss ich hin«, sagt Jost mit einem anzüglichen Grinsen.

Nach den bescheidenen, schmucklosen Einfamilienhäusern der Vororte (aber Rosen, überall Rosen, die an den Mauern hochklettern und üppig Fenster und Türen umranken), den kleinen, schäbigen Läden (viele davon aufgegeben, die zerbrochenen

Schaufensterscheiben notdürftig mit Pappe geflickt) und den trostlosen Tankstellen (der Benzinpreis brachte Jost zum Japsen) jetzt prächtige Villen.

Wir haben das Motorrad abgestellt und uns die Straße auf dem Stadtplan markiert. Gehen an den Villen vorbei, die eigentlich eher Herrenhäuser sind, umgeben von riesigen, gepflegten Gärten, beinahe schon Parks.

Und ich finde alles wieder:

Die schwarzen Eisenzäune aus den Edgar-Wallace-Filmen.

Die Doppeldeckerbusse aus meinen alten Englischbüchern.

Die Gärtner aus den Agatha-Christie-Romanen, damit beschäftigt, formvollendeten Hecken den allerletzten Feinschnitt zu geben.

»Der Mörder ist immer der Gärtner«, sagt Jost.

»Oder der Butler«, sage ich und wünschte, ich bekäme nur ein einziges Mal in meinem Leben einen leibhaftigen Vertreter dieser aussterbenden Gattung zu Gesicht.

»Einigen wir uns auf einen Angestellten«, schlägt Jost vor.

Die Köchin. Das Zimmermädchen. Die Küchenhilfe. Der Privatsekretär. Die Gouvernante. Früher hat es sie hinter solchen Mauern gegeben. Früher. Und das ist noch gar nicht so lange her.

In der Neustadt mit ihrem streng rechtwinklig angelegten Straßennetz finden wir uns leicht zurecht. Schwere, protzige Häuser. Männer in dunklen Anzügen, Aktenkoffer an der Hand, Zeitung unterm Arm, rascher Schritt. Ab und zu ein Blick auf die Uhr, ein schnelles Telefonat. Frauen in eleganten Kostümen, eingehüllt in teure Düfte, Aktentasche an einem langen Riemen über der Schulter, rascher Schritt. Ab und zu ein schnelles Telefonat, ein Blick auf die Uhr.

Austauschbar. Wie ihre Handys.

Business.

So will ich nicht enden.

»Gib mir einen Tritt, sollte ich jemals auf die Idee kommen, mir ein Handy zuzulegen oder ein Kostüm«, sage ich. »Womöglich noch ein maßgeschneidertes.«

Jost nickt ernsthaft.

Die Princes Street, fast eine Meile lang, ist die Hauptstraße der Neustadt und gleichzeitig die Grenze zur Altstadt, durch eine großzügig angelegte Parkanlage von ihr getrennt. Kaufhaus an Kaufhaus. Boutique an Boutique. Juweliere. Parfümerien. Designerläden.

Wir lassen uns treiben, Hand in Hand.

Eleganz. Schnoddrigkeit. Hektik. Muße. Reichtum. Elend. Die ganze Großstadtpalette.

An jeder Ecke Straßenmusikanten. So viele, dass die Melodien sich überschneiden. Eine Stimmung wie beim Einstimmen der Instrumente vor einem Konzert. Die Straßenmusikanten sind kaum älter als wir. Studenten und Schüler, die sich auf diese Weise ihren Schottlandtrip finanzieren. Mit Geige, Gitarre, Saxofon.

Wenn Fee Musik hörte, wurde ihr Gesicht ganz weich. Sie mochte Pop, Rock, manchmal auch Techno. Was sie aber vor allem liebte, war Klassik. Selbst bei schwerblütigen Stücken, die sich mir aufs Gemüt legten, entspannte sie sich.

An Straßenmusikanten kamen wir nicht vorbei. Fee wollte ihnen zuhören. Musste ihnen zuhören. Sie bekam nicht genug davon.

Wir waren mit Albert losgezogen. Die Stadt unsicher machen, wie er es ausdrückte. An solchen Tagen war er unberechenbar. Umarmte wildfremde Passanten. Kletterte an Laternenpfählen hoch. Sprach der Reihe nach Verkäufer an.

»Wir unterhalten uns gerade über den wirtschaftlichen Stellenwert der Gemeinen Sumpfdotterblume im vereinten Europa. Wie denken Sie darüber?«

Einmal ging eine alte Frau, die er vor der Hubertuskirche zum Tanzen aufforderte, mit dem Schirm auf ihn los.

An jenem Tag war Albert relativ friedlich. Er war lediglich in einen Brunnen gestiegen, um uns nass zu spritzen, und hatte der Polizistin, die ihn aufforderte, da wieder rauszukommen, einen spontanen Heiratsantrag gemacht. Aber die Polizistin war bereits verheiratet und hatte außerdem Humor und so blieb diese Aktion ohne Konsequenzen.

Es war ein schöner Spätsommertag. Die Mauern hatten die Wärme der vergangenen Wochen gespeichert und das Licht, schon müde geworden, zauberte einen Goldton auf die Gesichter der Leute.

Wir hatten Freunde von Albert besucht, Eis gegessen, in antiquarischen Buchläden gestöbert und wollten uns gerade wieder auf den Heimweg machen, da sahen wir einen jungen Mann, der Querflöte spielte. Wir mischten uns unter die Zuhörer und Fee, die vor sich hin gedöst hatte, wurde hellwach.

Der Flötenspieler, der sie eine Weile aufmerksam betrachtet hatte, verließ seinen Platz und kam auf uns zu. Er blieb vor Fee stehen. Und spielte für sie.

Wie ihr Blick wegglitt. Irgendwohin, wo nur sie sich aufhalten konnte. An einen Ort, der für uns unerreichbar war.

Der Flötenspieler sah Fee an. Nicht mich. Nicht Albert. Niemanden sonst. Er schien genau zu wissen, wohin seine Musik Fee entführt hatte, und er ließ sie dort, versuchte nicht sie zurückzuholen. Er schien nicht vor Fees zuckenden Händen zu erschrecken. Er versuchte nicht Kontakt zu ihr aufzunehmen, wie das die meisten Leute recht hilflos und ungeschickt taten. Beugte sich bloß ein wenig vor, um ihr näher zu sein.

Als das Stück zu Ende war, klatschten die Zuhörer. Fees Blick kehrte langsam zurück. Als wäre er dem weiten Flug eines Adlers gefolgt und als hätte der Adler sich nun auf einem Ast niedergelassen und die Flügel zusammengefaltet, um nur noch Vogel zu sein.

Der Flötenspieler lächelte Fee zu. Er setzte die Querflöte an die Lippen und spielte ein weiteres Stück.

Und Fee flog mit dem Adler davon.

»Kommst du?«

Jost hat dem Jungen mit der Gitarre lange genug zugehört. Die Stimme erinnert an den frühen John Lennon. Aber so gut, dass er darüber Edinburgh vergisst, ist sie nun auch wieder nicht. Es kribbelt ihn in den Füßen.

Meine Geschichte mit Jost ist meine Geschichte mit Jost. Und meine Geschichte mit Fee ist meine Geschichte mit Fee. Sie berühren sich kaum.

Jost hat Fee nur ein knappes Jahr gekannt. Er weiß nicht, was manche Situationen in mir auslösen.

Der zweite John Lennon ist allein auf Wanderschaft.

Der Flötenspieler war mit einem Hund unterwegs. Ein Hund, der aussah wie ein weißer Wolf.

Zuerst schlief er auf einer verfilzten braunen Wolldecke. Ganz und gar reglos, wie eine Figur, die begabte Finger aus einem Speckstein hervorgezaubert haben. Nur seine spitzen Ohren bewegten sich.

Als der Flötenspieler an Fee herantrat, machte der weiße Wolf die Augen auf. Er erhob sich, reckte sich, gähnte und trottete auf uns zu. Er beschnüffelte Fee, beschnüffelte den Rollstuhl und setzte sich.

Fee hielt still. Selbst ihre Hände lagen für einen Augenblick reglos. Sie hatte keine Angst. Sie zeigte keine Unruhe. Sie wartete.

Der weiße Wolf legte den Kopf auf ihren Schoß und sah sie an.

Seine Augen waren dunkel. Ich weiß noch, dass mich das überraschte. Ich hatte sie mir grün vorgestellt.

Fee hob langsam die Hand. Niemand außer Albert und mir konnte ermessen, welche Kraft sie das kostete. Vielleicht der Flötenspieler, der die Szene ruhig beobachtete. Fee hob die Hand und legte sie dem weißen Wolf auf den Kopf.

Vielleicht kann Jost unserm John Lennon nicht länger zuhören, weil er die Stimme des richtigen so sehr mag. Er hat sie durch seine Eltern kennen gelernt. So wie ich sie durch meine kennen gelernt habe. Die Beatles-Generation. Die immer noch an Entzugserscheinungen leidet. Die nicht wahrhaben wollte, dass eine Ära zu Ende ging. Für die die Ermordung John Lennons das brutale Zerstören einer Ikone war.

Aber da hören die Gemeinsamkeiten zwischen Josts und meinen Eltern auch schon auf.

Josts Eltern waren immer beide berufstätig. Erfolgreich. Verwöhnt. Sie bewegen sich in Kreisen, für die meine Eltern weder Sinn noch Zeit haben. Besuchen Vernissagen, Theateraufführungen, Konzerte. Lernen Sprachen. Machen die exotischsten Reisen.

Das hat Jost und seinem Bruder jede Menge Freiheit gegeben. Sagt Jost. Er spricht nicht oft von seinen Eltern, und wenn, dann von ihrer Abwesenheit.

Seine Mutter ist immer nach der neuesten Mode gekleidet, eine schlanke, gepflegte, durchtrainierte Frau, die regelmäßig Tennis spielt und regelmäßig ein Fitnesscenter besucht.

Sein Vater ist Rotarier und spielt Golf.

Golf!

Meine Eltern waren schon froh, wenn sie mal in Ruhe ein Buch lesen konnten. Oder zu zweit Freunde besuchen.

Sie ließen Fee nicht gern mit mir allein. Nicht weil sie mir nicht vertraut hätten. Nicht weil Fee bei mir etwas gefehlt hätte. Sie wollten mir nur nicht mehr Verantwortung aufbürden als nötig.

»Du sollst dein eigenes Leben leben«, sagte mein Vater zu mir.

Als hätte ich mein Leben von Fees Leben trennen können.

Als hätte das eine von uns gekonnt.

Mein Leben außerhalb. Ein beschnittenes Leben.

Die Schule. Treffen mit Freunden. Die Bücher, die ich in meinem Zimmer gesammelt hatte. Meine Träume.

Und selbst die erzählte ich Fee.

Sie hörte mir zu. Machte keinen Unterschied zwischen Wichtigem und Unwichtigem.

Sie hörte zu. Mit dieser wohltuenden Ruhe, die sie ausstrahlte, selbst in den letzten Monaten noch, als sie nur noch künstlich ernährt wurde. Als wir ihr die Nahrung über eine Sonde zuführten. Selbst da noch hörte Fee zu.

Wenn es ihr zu viel wurde, drehte sie den Kopf weg und sah zum Fenster.

Auf dieses Signal reagierten wir alle sofort. Hörten auf zu reden. Ließen sie in Ruhe. Schoben ihren Rollstuhl zum Fenster, damit sie in den Garten sehen konnte, auf die Bäume und Sträucher und vor allem auf ihre geliebten Vögel.

Ich glaube, Fee liebte Vögel, weil sie fliegen können. Weil sie dem Himmel nah sind. Denn Fee brauchte den Himmel. Ihr Leben war eine einzige Ansammlung von Grenzen. Aber der Himmel war weit, grenzenlos.

Es wurde ihr selten zu viel. Fee war eine wunderbare Zuhörerin.

Und auch ich hörte ihr zu. Es war ein anderes Hören.

Wir hatten lange Gespräche, Fee und ich. Wir waren gern miteinander allein.

Bei einer dieser Gelegenheiten kam Tante Edith ins Zimmer. Damals konnte Fee noch laufen. Der Rollstuhl gehörte noch nicht zu unserem Leben.

»Aber Claire«, sagte sie, als sie sah, wie ich mich mit Fee unterhielt.

Ja, mit Fee *unterhielt*. Denn auch wenn Fee keine Worte benutzte, redete sie doch mit uns. Irgendwann brauchten wir das übliche Hin und Her von Worten nicht mehr. Wir konnten auf so viele Weisen miteinander sprechen.

»Aber Claire«, sagte Tante Edith sanft, »ist das nicht verlorene Liebesmüh?«

Wäre ich älter gewesen, hätte ich sie geschlagen. So aber saß ich nur da und atmete heftig, wie nach einem Hundertmeterlauf.

Fee wurde unruhig. Wenn etwas in der Luft lag, spürte sie es, lange bevor es sonst jemand bemerkte. Sie stand auf, lief jammernd umher, schlug mit den Fäusten auf meinen Schreibtisch und fegte mit einer einzigen Armbewegung die Pflanzen von der Fensterbank.

»Fee!« Tante Edith stürmte auf sie zu, umklammerte sie mit beiden Armen und hielt sie fest.

Und Fee begann zu schreien.

Meine Mutter kam hereingelaufen. Sie erfasste die Situation mit einem Blick.

»Lass sie los!«, sagte sie in einem Ton, dass Tante Edith prompt gehorchte.

Meine Mutter nahm Fee in die Arme und sprach beruhigend auf sie ein. Sie setzte sich auf den Schreibtischstuhl und zog Fee auf den Schoß. Wiegte sie. Summte eine Melodie.

Erst sehr viel später in der Küche nahm sie sich Tante Edith vor.

»Du darfst sie nicht festhalten«, sagte sie. »Niemals! Hörst du? Wage es nicht, ihr das noch einmal anzutun.«

»Aber sie hatte einen Anfall«, verteidigte sich Tante Edith. »Sie hätte aus Claires Zimmer Kleinholz gemacht.« Gekränkt sah sie zwischen meiner Mutter und mir hin und her.

»Hätte sie nicht«, sagte ich.

Das Bedürfnis, Tante Edith zu schlagen, wurde so übermächtig, dass ich die Finger ineinander verschränkte.

Meine Mutter holte tief Luft und setzte zu einer ihrer zahllosen Erklärungen an. Dabei hätte keine ihrer Erklärungen je bei Tante Edith gefruchtet.

Ich verließ die Küche. Verschanzte mich in meinem Zimmer. Hockte mich zwischen Pflanzen, Blumenerde und Tonscherben und heulte.

Da kam Fee herein. Langsam, unsicher. Wenn sie sich aufgeregt hatte, machte sich das sofort in ihren Bewegungen bemerkbar.

Sie sah mich an und wischte mir ungelenk über das nasse Gesicht.

Der junge John Lennon verstaut das Geld, das er verdient hat, in einem kleinen Lederbeutel und packt seine Sachen zusammen. Kaffeepause für den Straßensänger.

Und gleich ist es, als hätte er nie gesungen. Die Leute zerstreuen sich. Etwas ist gewesen und nun vorbei.

»Wurde aber auch Zeit.« Jost nimmt meine Hand und zieht mich in ein Kaufhaus.

Viel Kunstfaser dieses Jahr. Als wären wir alle zu Astronauten mutiert. Die Hosen und Blusen schimmern wie Metall. Beim bloßen Anblick lädt man sich auf.

Ich bin nicht gerade ein Naturfreak. Ich verabscheue diese Gesundheitslatschen, in denen Fees Lehrerin tagtäglich herumlief, und ich fand ihre Schlabberröcke aus pflanzengefärbter Baumwolle fürchterlich. Aber das hier setzt dem schlechten Geschmack die Krone auf.

Trotzdem stöbere ich ein bisschen herum. Dabei hätte ich sowieso kein Geld für neue Sachen übrig. Die Reise ist ein vorgezogenes Geschenk meiner Großeltern zum achtzehnten Geburtstag, sonst hätte ich sie mir niemals leisten können.

»Fahr nach Schottland, Kind«, sagte Oma. »Vielleicht hilft dir das, Abstand zu gewinnen.«

Daran glaubte ich zwar nicht, aber die Reise war zumindest eine Möglichkeit, von zu Hause wegzukommen. Weit weg. Und das hatte ich dringend nötig.

Jost hält einen Schal in den Händen, wüst kariert, rot, blau und grün.

»Schön scheußlich, was?«

Er macht sich auf die Suche nach einer Kasse.

»Du willst ihn kaufen?«

»Und ob! In Zukunft wird mich jeder Windstoß an Edinburgh erinnern.« Er beugt sich zu mir und beginnt zu flüstern. »Am liebsten würde ich ja mal einen Kilt anprobieren. Aber damit würde ich mich nicht aus der Umkleidekabine wagen, geschweige denn aus dem Haus.«

Jost im Kilt und ich im Schottenrock. Vielleicht wäre das ein Mittel, Albert wieder zum Lachen zu bringen.

»Siehst du«, sagt Jost und spielt den Gekränkten. »Du lachst ja schon bei der Vorstellung.«

»Und was würdest du drunter tragen?«, frage ich ihn.

»Das könntest du herausfinden«, sagt er.

»Probier einen an. Jetzt, auf der Stelle.«

Aber leider gibt es in diesem Kaufhaus keine Kilts.

Draußen bindet Jost sich den Schal um. Fängt aber recht bald an zu schwitzen und stopft ihn in die Jacke.

»Weißt du, dass du jetzt eine bestechende Ähnlichkeit mit Onkel Benno und seinen Kegelbrüdern hast?«

Jost sieht an sich hinunter.

»Wirst du mich auch mit Bauch noch lieben?«

Ich drücke mich an ihn und küsse ihn. Mit Bauch? Ich würde ihn selbst dann noch lieben, wenn er Mitglied in einem Kegelverein wäre.

In den Princes Street Gardens erwischen wir noch eine freie Bank und setzen uns, um uns ein bisschen auszuruhen und den Leuten zuzusehen, die hier spazieren gehen, ein paar Golfschläge machen oder auf Decken einfach den Tag verdösen. Das Gras ist so gemäht worden, dass rautenförmige Muster entstanden sind. Die Menschen wirken darauf wie Spielfiguren auf einem Brett.

Ich lege den Kopf zurück und schließe die Augen, höre das Rufen und das Lachen, spüre die Sonne auf dem Gesicht. Ich habe die Sonne lange nicht mehr so gespürt. Meinetwegen könnten wir hier bleiben. Ewig.

Aber Jost ist die Sonne nicht genug.

Edinburgh Castle steht auf einem hohen, nach drei Seiten steil abfallenden Basaltfelsen. Eine weitläufige Anlage, zu deren Füßen sich die Altstadt ausbreitet. Ein Gewirr von Gassen mit uralten Häusern, hoch und schmal, und keine Fassade gleicht der andern.

Mir ist egal, wohin wir gehen, solange ich nur bei Jost bin. Und bei mir. Mich endlich wieder bis in die Zehenspitzen hinein spüre. Ich folge ihm von Gasse zu Gasse und dann zur Burg.

Über den ausgetrockneten Burggraben und die Zugbrücke, durch das Gatehouse und das Argyll-Tor.

Der Ausblick von der Bastion ist atemberaubend. Ebenso der Wind, der hier oben weht.

Nichts für Fee. Vor großer Höhe hatte sie Angst.

Und die habe ich auch. Beuge mich nur ein Stück vor, um auf die Stadt hinunterzusehen, und schon wird mir schwindlig.

Als Jost sich auf die Mauer schwingt, ein Bein bei mir, eins über dem Abgrund, halte ich ihn am Ärmel fest. Er bewegt den Oberkörper hin und her, schlenkert mit den Beinen, lacht über meine Panik.

»Du bist ein Idiot!«, schreie ich ihn an.

Erst da steigt er wieder herunter, erschrocken über meine Heftigkeit.

Auch ich bin erschrocken. Ich habe ihn noch nie angebrüllt.

Durch das Foog's Gate gelangen wir in das Innere der Burganlage. Auf dem Crown Square drängen sich die Touristen vor den Gebäuden, die sie besichtigen wollen. Die meisten scheinen mit Reisegruppen unterwegs zu sein. Wortfetzen schwirren über den Platz. Englisch. Französisch. Japanisch. Spanisch.

Und niemand dreht sich nach uns um. Niemand starrt uns an. Niemand zeigt auf uns. Tuschelt. Ich muss es erst noch lernen, ohne Fee unterwegs zu sein.

Wir beschließen, die Besichtigung des königlichen Palasts zu verschieben. Edinburgh ist nah genug. Bestimmt werden wir noch öfter hierher kommen.

»Aber die Kronjuwelen möchte ich heute noch sehen«, sagt Jost.

Dafür müssen wir anstehen. Vor uns in der langen Schlange ein japanisches Paar, die Frau etwa dreißig, der Mann vielleicht zehn Jahre älter. Er fotografiert sie. Frontal. Im Profil. Ununterbrochen. Sie achtet gar nicht darauf, ist offenbar daran gewöhnt, dass er nur für sie Augen hat. Er fotografiert sie draußen, dann in dem Raum, in dem die Kronjuwelen ausgestellt sind.

Der Strom der Besucher windet sich durch die schmalen Gänge. Und staut sich jedes Mal, wenn der Mann die Frau vor einem der Schaukästen fotografieren will. Die alten schottischen Krönungsinsignien, das Zepter, das Staatsschwert und die Krone, die mit vierundneunzig Perlen und vierzig Edelsteinen geschmückt ist, nehme ich kaum wahr. Mein Blick wird immer wieder von dem Paar gefangen.

»Er muss sie sehr lieben«, sage ich zu Jost, als wir wieder auf dem Platz stehen.

Jost schüttelt den Kopf.

»Es ist eher so was wie eine Beweisführung«, sagt er. »Die Anwesenheit der Frau auf den Fotos zeigt, dass sie wirklich in Schottland waren.«

Das kann und will ich nicht glauben. Ich möchte in dem Japaner gern einen verhinderten Maler sehen. Weil er seine Frau nicht malen kann, fotografiert er sie. Immer und immer wieder. Manisch. Sie, seine Muse.

»Dann ist Japan ein Land der verhinderten Maler und Musen«, sagt Jost. »Habe ich übrigens nicht eben deinen Magen knurren hören?«

Wir leisten uns eine Pizza bei *Pizza Hut* und bei den ersten Bissen denke ich an meine Mutter, die das einen unverzeihlichen Stilbruch nennen würde. Sie ist immer sehr dafür, dass man sich den Sitten und Gebräuchen des Landes anpasst, das man besucht. In unserem Fall würde das bedeuten: Breakfast, Lunch,

Tea und Dinner. Kaum etwas bringt sie mehr in Rage als die deutschen Touristen auf Mallorca, die Lokale aufsuchen, in denen sie ihr gewohntes Zigeunerschnitzel bekommen.

Mallorca. Da haben wir die meisten Herbstferien verbracht. Im Januar oder Februar, wenn das nasskalte Wetter in Deutschland Gift war für Fees Gelenke, flogen meine Mutter und sie noch einmal allein dorthin.

Es war ein Zauber, der immer wirkte. Kaum hatten wir die Insel betreten, da blühte Fee auf. Sie entspannte sich. Bekam Appetit. Hatte einen tiefen, gesunden Schlaf.

Nachdem wir uns die Hochburgen des Tourismus wie Palma, Arenal oder Cala Ratjada angeschaut hatten, mieden wir sie. Wir hielten uns in den stillen Regionen auf.

Zogen mit Picknickkorb und Decke an die Strände einsamer Buchten, wo nicht alle naselang jemand vorbeikam und stehen blieb, um Fee anzugaffen und dann betroffen den Blick abzuwenden.

Fuhren mit einem Mietwagen über Land.

Durchstreiften die kleinen Gebirgsdörfer. Besuchten das Kartäuserkloster in Valldemossa, in dem George Sand und Frédéric Chopin den Winter 1838/39 verbracht hatten.

Hier entdeckte ich George Sands *Ein Winter auf Majorca*, eine bitterböse Abrechnung mit den Mallorquinern, denen sie Bigotterie, Fanatismus, Durchtriebenheit und eine starke Neigung zum Aberglauben unterstellt. Das auffällige Paar wurde argwöhnisch beäugt und schließlich gemieden.

Wie wir beäugt wurden. Überall.

Aber von den Mallorquinern am wenigsten.

Wir fanden unter ihnen Freunde, die wir Jahr für Jahr besuchten. Deren Familie wir nach und nach kennen lernten. Bis die Ankunft auf Mallorca für uns ein Heimkommen war.

Es war Fee, die uns sämtliche Türen öffnete.

Nicht ihre Behinderung.

Ihr Blick war es, der jeden nahm, wie er war, der nicht fragte, nicht forderte und nicht zurückwies.

Fees ernster Blick. Ihr ernster, nachdenklicher Blick.

Wann hat sie aufgehört zu lachen?

Ich kann mich nicht daran erinnern.

Lauter junge Leute bedienen hier. Sie tragen schwarze Hosen oder Röcke, weiße Hemden oder Blusen, darüber eine rote Weste. Ihr Kopf ist mit einer roten Schirmmütze bedeckt.

Uniformiert. Sogar ihr Lächeln.

Der junge Mann, der uns bedient, ist sehr freundlich. Mehrmals kommt er an unsern Tisch.

»Is everything all right?«

Wir nicken. »Thank you.« Lächeln zurück.

Er macht eine Verbeugung, geht zwei Schritte rückwärts, lächelt, begibt sich an einen anderen Tisch.

Nach der halben Pizza frage ich mich, warum seine Kollegen und Kolleginnen ihn schneiden, denn das tun sie, das ist ganz offensichtlich. Auch ihnen gegenüber ist er freundlich und zuvorkommend. Aber sie weichen ihm aus. Wenn sie seine Fragen beantworten, tun sie das knapp und abweisend.

»Armer Kerl«, sage ich.

»Wer?«

»Unser Kellner.«

Jost sieht sich nach ihm um. »Er ist zu freundlich. Damit vergiftet er das Klima.«

»Freundlichkeit vergiftet das Klima? Das ist doch absurd.«

Jost schüttelt den Kopf. »Es ist eine unterwürfige Freundlichkeit. So was macht keine Freunde. Das erzeugt Widerwillen.«

Er hat Recht. Es ist die Freundlichkeit eines Hundes, der um ein Streicheln bettelt. Und einen Fußtritt erntet.

»Trotzdem wird er hier irgendwann die Nummer eins sein«, sagt Jost. »Weil er auf der anderen Seite extrem ehrgeizig ist. Und genau.«

Auch damit hat er Recht. Ständig mahnt unser Kellner Gerichte an, die noch nicht fertig sind. Wir kriegen das alles mit, weil wir gleich neben der Theke sitzen.

Der junge Mann, der die Pizzas mit einem säbelartigen Messer zerteilt, macht ein Gesicht, als würde er lieber seinen Kollegen in Stücke schneiden. Und wird mit diesem freundlichen Lächeln bedacht.

Ich gebe ein großzügiges Trinkgeld, fühle mich schuldig und weiß nicht, warum.

Und dann tauchen wir wieder ein in das Gewimmel in den Straßen. Laufen uns die Füße heiß. Sehen uns um und staunen.

5.

Die Frau bestand darauf, die Kinder zu trennen. Jedes sollte ein eigenes Zimmer bekommen. Fee war übernervös. Sie brauchte Ruhe. Und Claire sollte nachts durchschlafen können.

Genie und Wahnsinn. *Abend für Abend las der Mann in solchen Büchern. Er erklärte sich Fees Unrast und ihre nächtlichen Streifzüge mit der Überzeugung, ein hoch begabtes Kind zu haben. So konnte er auch hinnehmen, dass Fee gefährdet war. Aber nicht durch eine Krankheit, ganz im Gegenteil.*

Er stimmte endlich zu und Claire zog um in ein anderes Zimmer.

Die Wände waren lindgrün gestrichen.

Fees Wände waren himmelblau, denn schon damals, von Anfang an, liebte sie den Himmel. Wenn nichts sie beruhigen konnte, musste man sie nur in den Garten führen, damit sie den Kopf heben und in den Himmel sehen konnte.

Mein Zimmer quoll über von Pflanzen und Kuscheltieren. Die Wände waren voll gehängt mit Zeichnungen und Kalenderblättern. Spielzeug lag überall verstreut. Das Bett musste jeden Abend vorm Schlafengehen erst freigeräumt werden.

Fee ertrug unruhige Räume nicht. Bilder, die meine Eltern anfangs noch bei ihr aufgehängt hatten, lagen wenig später auf dem Boden, zerfetzt und zertreten.

Sie brauchte strenge, klare Linien.

Und sie brauchte den Blick nach draußen. Unverstellt.

Nachdem sie sämtliche Gardinen von den Stangen gerissen

hatte, blieben die Fenster frei. Nach und nach verschwanden auch die Pflanzen von den Fensterbänken. Nur in meinem Zimmer blieben sie. Allerdings mussten sie häufig ausgetauscht werden, weil Fee sie ramponierte, ihnen die Blätter abrupfte oder sie auf den Boden warf.

Sie reduzierten alles auf das Notwendigste. Entfernten die Schalen mit den getrockneten Blüten des Sommers, deren Duft die Frau so sehr mochte, ließen die Kerzenleuchter im Schrank verschwinden, aus dem sie abends, wenn Fee schlief, wieder hervorgeholt wurden, trennten sich von den Tischlampen und Vasen.
Nur ein paar schöne Steine schmückten noch die Fensterbänke.
Manchmal nahm die Frau einen dieser Steine in die Hand, spürte, wie er sich an ihrer Haut erwärmte, hielt ihn sich ans Gesicht und träumte sich dorthin, wo sie ihn gefunden hatte.
Die Steine umschlossen die Ewigkeit. Das war ein großer Trost.

Als erzählte meine Mutter in ihren Tagebüchern eine Geschichte. Als wären die Personen, die darin vorkommen, allerhöchstens gute Bekannte von früher.

Abstand.

ABSTAND!

Wie sie sich vor ihren Gefühlen gefürchtet haben muss. Sie akzeptierte Fees Anderssein ebenso wenig wie mein Vater. Schob ihre Ängste *der Frau* zu, die ihr zwar nah war, aber doch von ihr getrennt.

Wieder bin ich lange vor Jost aufgestanden. Claire, das Nachtmädchen.

Fee hat mich dazu gemacht. Ihre Krankheit ließ mich wenig

schlafen, besonders in den vergangenen Monaten. Wie oft habe ich an Fees Bett gesessen. In den Lehnsessel gekuschelt, die Wolldecke bis ans Kinn gezogen. Wie oft habe ich so neben ihr gedöst. Immer nur für ein paar Minuten. Steifer Nacken, schwere Augen. Die Welt wie ausgelöscht. Aber dabei habe ich auch etwas Wundervolles entdeckt – die Nacht. Sollte ich mich je wieder daran gewöhnen durchzuschlafen, werde ich mir ab und zu den Wecker stellen. Um die Nacht auszukosten. Wach.

Die Dunkelheit. Wenn ich sie will. Oder aber das Licht. Sparsam nur, aus einer kleinen Leselampe. Ein Lichtkreis im Zimmer. Die Möbel an den Wänden von Schatten verhangen. Alles ringsum schläft. Auch die Geräusche schlafen. Die von außen.

Ohne Fee hätte ich nie entdeckt, wie laut vollkommene Stille sein kann. In den Ohren. In meinem Kopf. Die Stille kann summen. Dröhnen sogar.

Aber meistens ist sie sanft.

Und Fee hat sie mir geschenkt.

Die Stille, die Dunkelheit vor den Fenstern, ein wenig Licht im Zimmer. Und ich. Allein in der Nacht. In Schottland. Wach.

Und meine Mutter, viele Kilometer von mir entfernt, erzählt mir ihre Geschichte, verkleidet in die Geschichte einer Frau, die ihr Zwilling ist.

Ich brühe mir einen Tee auf, wärme die Hände an der Tasse, trinke, wärme den Mund, den Hals, den Magen.

Wie kalt es geworden ist ohne Fee.

Seit sie im Rollstuhl saß, hat sie gefroren. Haut und Knochen war sie. Kein Fleisch, das sie schützte.

Fee hatte den Körper eines Kindes. Noch mit neunzehn sah sie aus wie zwölf. Keine Brüste. Die Hüften schmal. Beine und Arme so dünn.

Auch ihr Gesicht war kindlich geblieben. Und doch machte sie oft den Eindruck einer alten, dem Leben überlegenen Frau.

Trotz ihrer glatten Haut. Trotz ihrer großen Augen, die nur auf den ersten Blick die Augen eines Kindes waren.

Fee hatte alles gesehen. Sie wusste. Das Wissen stand in ihren Augen.

Man kann sich in Fees Augen verlieren. Man begegnet Wahrheiten, die man nicht wahrhaben will. Fees Augen kennen das Leben und den Tod. Sie wissen die Antworten und erlauben nicht ihnen auszuweichen.

Es rieselt mir über die Arme. Meine Gedanken haben sich mit denen meiner Mutter gekreuzt, die sie vor Jahren niedergeschrieben hat.

Zum ersten Mal hat sie die Zeit gewechselt, hat nicht in der Vergangenheit geschrieben, sondern in der Gegenwart. Zum ersten Mal hat sie die Gefühle an sich herangelassen und sich nicht dagegen abgeschottet.

Mir fällt das Gedicht wieder ein, das Albert am Tag der Beerdigung auf Fees Sarg geworfen hat.

Die alte Seele.

Ich habe es damals nicht gelesen, hätte es gar nicht lesen können, weil mir alles vor den Augen verschwamm. Nur den Titel habe ich behalten. Aber ich erinnere mich noch daran, wie das Blatt Papier, auf das Albert das Gedicht geschrieben hatte, ins Grab flatterte. Unendlich langsam, wie in Zeitlupe. Zumindest kam es mir so vor.

Es war, als wäre für einen Augenblick alles um mich her erstarrt, festgehalten mitten in der Bewegung. Nur das Blatt bewegte sich weiter, geräuschlos und sacht, wie ein Herbstblatt, das vom Baum segelt.

Jeder von uns hatte Fee etwas mitgegeben, an dem er besonders hing.

Meine Mutter gab ihr die Plüschente mit, die sie Fee immer in die Hand gelegt hatte, damit sie etwas Weiches halten konnte.

Hielt sie nichts in den Händen, gruben sich ihr die Fingernägel in die Handballen.

Mein Vater gab ihr das Buch mit, aus dem er ihr zuletzt vorgelesen hatte.

Ich gab ihr meine Kette, silbern, mit einem kleinen Aquamarin. Er war blau wie der Himmel im Mai. Ich hatte die Kette zu meiner Konfirmation bekommen und seitdem täglich getragen. Fee hatte sie sehr gemocht.

Auch ihre Decke nahm sie mit.

»Sie hat immer so leicht gefroren«, sagte meine Mutter. »Ich will nicht, dass sie da, wo sie hingeht, frieren muss.«

»Sie soll gehen wie eine Pharaonin«, sagte mein Vater, »umgeben von vertrauten Dingen und Geschenken.«

Aber keine Tränen. Keine Tränen.

Es war so viel zu organisieren, so vieles zu bedenken, da blieb meinen Eltern keine Zeit für Tränen. Sie hatten lange gewusst, wie es kommen würde. Sie waren darauf vorbereitet.

Auch ich hatte es gewusst, hätte es wissen müssen, aber ich war nicht vorbereitet auf ein Leben ohne Fee.

Ich verlor die Fassung. Schloss mich in meinem Zimmer ein und heulte. Nicht einmal Jost konnte mich trösten.

Fee in ihrem Sarg war angezogen wie für ein Fest. Die schönste und wärmste ihrer Hosen, der schönste und wärmste ihrer Pullover. Sie war zugedeckt mit ihrer Kamelhaardecke und um den Hals trug sie meine Kette mit dem Aquamarin. Die Plüschente hielt sie in der Hand, damit sie sich nicht wehtun konnte. Das Buch lag neben ihr, damit sie nicht ohne Geschichten war.

So wurde Fee begraben.

So hat meine Mutter es mir beschrieben. Denn ich hatte sie nicht im Sarg gesehen. Konnte, wollte es nicht.

Niemand warf Erde auf den Sarg. Er wurde bedeckt mit Blumen und Geschenken.

Albert schenkte Fee das Gedicht. Meine Großeltern schenkten ihr ein Foto ihres Gartens, in dem sie so gern gewesen war. Die

Lehrerin schenkte ihr Noten und Text eines alten Lieds, das sie oft mit den Kindern gesungen hatte.

Fees Mitschüler brachten ihr eine kleine Weide. Sie stand in einem Kübel neben dem Grab und einer nach dem andern ging nach vorn und hängte etwas an die Zweige. Eine selbst gebastelte Sonne. Einen Mond. Einen Clown. Sterne aus Stroh.

Hubert schenkte Fee seine Mundharmonika.

Von dieser Mundharmonika hatte er sich vorher nie getrennt, nicht mal für ein paar Stunden. Er hatte sie überall mit sich getragen, kleine Melodien darauf gespielt, so, wie sie ihm in den Kopf gekommen waren.

Fee sollte nicht ohne Geschichten sein, nicht ohne Erinnerungen und nicht ohne Lieder.

Als das Licht über den See kriecht, grau und unentschlossen, klappe ich das Tagebuch zu und schlüpfe noch einmal zu Jost ins Bett. Meine kalten Füße wecken ihn auf, aber nur kurz. Er dreht mir den Rücken zu und schläft weiter.

Ich schmiege mich an seinen warmen, lebendigen Körper und beobachte, wie die Umrisse des Zimmers allmählich aus der Nacht auftauchen. Der Tag befingert den Schrank und die Kommode. Er streift Josts schlafwirres Haar und zeigt mir die Falten des Bettzeugs. Und dann stehlen sich die ersten Sonnenstrahlen durch eine Lücke im Vorhang.

Erst da wird mir wieder warm und ich schlafe noch mal ein.

6.

Der Himmel beinah wolkenlos. Tiefes, ruhiges Blau. Er saugt meine Gedanken auf, macht mich leer und still.

»Du wirst feststellen, dass du ständig den Himmel beobachtest«, hat Albert gesagt. »Er ist wie eine zweite Landschaft und unentwegt in Veränderung.«

Heute ist der Himmel wie das Mittelmeer an windstillen Tagen.

»Und sobald die Sonne für längere Zeit zwischen den Wolken hervorkommt«, hat Albert gesagt, »lassen die Schotten sämtliche Hüllen fallen.«

Die Männer in hellen, leichten Hosen und kurzärmligen Hemden, die Frauen in durchsichtigen Kleidern mit Spagettiträgern, ohne Strümpfe, milchweiße Haut, Sommer in den Augen.

Jost und ich im T-Shirt, aber immer wieder hängen wir uns die Jacken über die Schultern. Allein der Anblick der nackten Beine lässt mich frösteln.

Wir sind in Linlithgow, dem Geburtsort Maria Stuarts und der Residenz aller Stuartkönige. Eine kleine, freundliche Stadt, die sich an der langen, gewundenen Hauptstraße entlangzieht. Die nur zweistöckigen Häuser drängen sich aneinander, gelber Sandstein, von den Jahren geschwärzt. Hier und da leuchtet ein Verputz in verwegenem Hellblau, Altrosa, Moosgrün.

Hinter den schmalen, altmodischen Schaufenstern der Läden hat sich Staub auf den Auslagen niedergelassen. Es scheint, als wäre selbst das Geschäftsleben in Linlithgow aus einem vergangenen Jahrhundert übrig geblieben.

Die perfekte Kulisse für Miss Marple. In diesen Geschäften könnte sie mit den Nachforschungen in einem ihrer Fälle begonnen haben. Zusammen mit Mr Stringer, der im wirklichen Leben Margaret Rutherfords Ehemann gewesen sein soll. Wo habe ich das gelesen?

»Linlithgow Palace«, sagt Jost ungeduldig. »Da wolltest du doch unbedingt hin.«

Ja. Dahin wollte ich unbedingt. Meine Reiseführer widmen dem Schloss zwar nur wenige Zeilen, aber Albert sagte einen Satz, den ich nicht vergessen habe.

»Du kannst dir hundert Burgen und Schlösser ansehen. Linlithgow Palace ist der Schlüssel zu allen.«

Mein geheimnisvoller Albert. Mein Orakel. Mehr ließ er sich nicht entlocken.

Ich hatte mir das Schloss anders vorgestellt. Nicht so groß, so überwältigend. Und nicht so schön.

Eine Ruine und doch vollkommen. Mir ist völlig rätselhaft, wie Theodor Fontane darauf verfallen konnte, dieses herrliche Gebäude mit einer verräucherten chemischen Fabrik oder einem grau gewordenen Landarmenhaus zu vergleichen.

»Ich weiß nicht«, sagt Jost, als wir vor der Hinterfront stehen. »Da ist was dran. Von hier aus würde man es jedenfalls nicht für ein Schloss halten.«

Das Gras im Park kurz geschoren. Bänke und Tische zum Ausruhen. Familien sitzen dort, Sandwiches, Obst und Getränke vor sich ausgebreitet.

»Eine ziemlich komplizierte Entstehungsgeschichte«, sagt Jost. Er hat sich über eine der Informationstafeln gebeugt, die hier im Park aufgestellt sind. »Schon 1424 wurde mit dem Bau begonnen, aber erst nach fast zweihundert Jahren war das Schloss fertig, weil ständig Veränderungen vorgenommen wurden. Nachdem Jakob VI. seine Residenz nach London verlegt hatte, ließ man Linlithgow Palace vergammeln. Zuerst stürzte 1607 das Dach ein, der Rest fiel dann 1746 einem Großbrand zum Opfer.«

Man kann die Spuren des Feuers noch erkennen. Das

Gemäuer ist dunkel und fleckig, an manchen Stellen stark versengt.

Jost vertieft sich in die Zeichnung des Grundrisses, schaut auf, versucht die Fenster zuzuordnen, runzelt die Stirn, beugt sich wieder nach vorn.

Es sind sehr viele Fenster. Und ich will Eintrittskarten kaufen und endlich hinein.

»Noch einen Moment.« Jost hält mich am Arm fest. »Ich muss doch wissen, was ich da eigentlich besichtige.«

Ich setze mich ein Stück abseits aufs Gras, lege den Kopf zurück und schließe die Augen.

Besichtigungen. Sie gehören zu meinen frühesten Erinnerungen.

So genügsam meine Eltern auch lebten, auf einen Luxus haben sie nie verzichtet. Den Luxus des Reisens. Als Fee und ich noch klein waren, verreisten wir immer in den Frühlingsmonaten. Später, als wir zur Schule gingen, im Sommer. Dann, als Fees Zustand sich zunehmend verschlechterte, auch in den Herbstferien.

Der zweite Luxus, den meine Eltern sich leisteten, waren Bilder. Sie kauften sie meistens einheimischen Malern oder Malerinnen ab, die wir im Urlaub kennen gelernt hatten. All unsere Bilder haben eine Geschichte. Und die Künstler haben sie uns erzählt.

Lange Nachmittage und endlose Abende haben wir in spanischen, italienischen und französischen Ateliers verbracht. Bis Fee den starken Geruch der Farben und Lösungsmittel nicht mehr ertragen konnte.

Reisen. Immer und immer wieder.

Wir haben Burgen, Schlösser und Kirchen besichtigt, sind stundenlang durch Museen gelaufen.

Mit großen Augen sah Fee sich um. Sie befühlte die Mauern, legte die Stirn gegen buntes Fensterglas, ärgerte sich über die Absperrungen aus dicken roten Kordeln. Meine Eltern konnten sie nur mit Mühe davon abhalten, unter ihnen hindurchzuschlüpfen, um ausgestelltes Porzellan in die Hand zu nehmen, sich in uralte Sessel zu setzen oder prunkvolle Betten auszuprobieren.

Die Angestellten behielten uns streng im Auge. Einige standen tuschelnd beieinander. Sie waren nicht gewöhnt an Menschen wie Fee.

In den hallenden Räumen, in denen wegen der kostbaren Gobelins nicht fotografiert werden durfte, in denen die meisten flüsterten, statt zu reden, kletterte Fees Stimme unverschämt laut an den Wänden empor.

Sie versuchte sich dem Griff meiner Eltern zu entwinden, wollte weglaufen, sich auf eigene Faust umsehen und heimlich all die verlockenden Dinge berühren.

Weil sie es nicht durfte, protestierte sie. Heulte. Schrie. Machte sich steif.

Ein einziger Spießrutenlauf.

Manchmal tat ich, als gehörte ich nicht dazu. Spielte ein fremdes Kind, das nur zufällig in die Nähe dieser Familie geraten war. Bei der Aufmerksamkeit, die wir erregten, hatte ich nur einen Wunsch: unauffällig zu sein.

Ich ging ein paar Schritte vor oder hinter meinen Eltern und Fee her, tat ganz unbefangen und unberührt.

Hinterher schämte ich mich. Nahm Fee in die Arme.

Aber sie schob mich weg.

»So«, sagt Jost. »Jetzt können wir reingehn.«

Er merkt nicht, dass er mich von damals zurückgeholt hat, und diesmal bin ich dankbar dafür.

Jakob (James) V. wurde 1512 in Linlithgow geboren. Ein Jahr später starb sein Vater in einer Schlacht. 1542 kam Maria Stuart, Jakobs Tochter, hier zur Welt. Sechs Tage nach ihrer Geburt starb Jakob.

Ein Reisejournalist, der Linlithgow besucht hatte, schrieb einmal, es sei eigenartig, wie die Tränen der Frauen in den Steinen der Häuser weiterlebten. Dieser Eindruck überkommt mich an der Kasse so heftig, dass ich das freundliche Lächeln der Kartenverkäuferin ganz unangemessen finde. In diesem Schloss haben Tragödien stattgefunden. Hier hat das Schicksal Maria Stuarts seinen Lauf genommen, das Historiker und Schriftsteller aller Zeiten fasziniert und beschäftigt hat. Und diese Kartenverkäuferin lächelt uns an, schiebt uns die Karten hin und lässt über ihrem Lächeln eine Kaugummiblase zerplatzen.

Die Strenge des Gebäudes verliert sich, nachdem man es betreten hat. Wenn es restauriert worden ist, dann ist das behutsam geschehen und nicht sichtbar. Der Verfall ist nicht beschwichtigt, nicht beschönigt worden.

Kein einziges Möbelstück, keine Tapete gibt Aufschluss darüber, wie das Leben in diesem Schloss gewesen ist. Nüchterne, karge Wände, Stein auf Stein. Und plötzlich entstehen die Bilder im Kopf.

Der große Speisesaal mit dem ausladenden Kamin und der Galerie scheint von Stimmengewirr und Gelächter erfüllt. Beinah kann ich das Rebhuhn riechen, das damals serviert wurde, kann das Klirren der Gläser hören, das Rascheln der Röcke.

Aber auch das Weinen.

Die Vorratskammer. Die Küche. Die große Halle. Die Kapelle. Der Königssaal. Das Audienzzimmer.

Und endlich das Zimmer, in dem Maria Stuart geboren wurde.

Es ist sehr klein, sehr dunkel. Die Steine der Wände zu grob für diesen winzigen Raum. Das Bett kann nur an zwei möglichen Stellen gestanden haben.

Ich kann mich nicht entscheiden.

»Ist das denn so wichtig?«, fragt Jost.

Düster. Eng. Beklemmend.

Der Anfang eines Lebens, das in düsterer, enger, beklemmender Gefangenschaft endete.

Nicht nur die Kälte jagt mir einen Schauer über den Rücken. Ich bin erleichtert, als wir den Innenhof betreten, der von Sonne durchflutet ist.

Wir betrachten den prächtigen Brunnen, den Jakob V. errichtet hat, und ich lege beide Hände auf den warmen Stein.

»Achteckig«, sagt Jost, wieder über eine Informationstafel gebeugt, geht um den Brunnen herum, überprüft es und nickt zufrieden. »Stimmt.«

Er will sehen, ob man auch das Untergeschoss besichtigen kann, und geht allein. Ich habe keine Lust auf feuchte Kellergewölbe. Setze mich auf eine Bank in der Sonne und wärme mich auf.

Fee hatte Angst vor Kellerräumen. Ich glaube, es war der Geruch, der ihr zu schaffen machte, dieser eigenartig kalte, dunkle Geruch, denn sie schnupperte und dann stieg ihr die Panik in die Augen.

Sie hatte diese Angst schon als kleines Kind. Wenn meine Mutter mich in den Keller schickte, um ein Glas Kirschen oder Gurken oder sonst etwas aus der Vorratskammer zu holen, stand Fee zitternd an der Treppe und wartete, bis ich heil zurück war.

»Du bist ganz anders gewesen«, sagte meine Mutter. »Du hast die Dunkelheit immer gemocht. Hast dich darin bewegt wie eine Katze.«

Ich mag die Dunkelheit nicht nur, ich liebe sie. Im Dunkeln fühle ich mich sicher und geschützt. Bin gern an Winterabenden unterwegs, wenn die Fenster gelbe Lichtstreifen auf den Schnee werfen.

Fee und ich. Licht und Dunkel.

Und als hätte das Leben sich einen Scherz mit uns erlaubt, war Fees äußere Erscheinung dunkel, meine hell.

Urlauber schlendern über den Hof, machen Schatten, Geräusche. Sie fotografieren, lachen, stehen still. Ein Mann wirft mir heimliche Blicke zu. Khakishorts, weiße Socken, braune Sandalen. Er hat den Bauch eingezogen. Dünne Beine mit leichtem Sonnenbrand.

Ich zwinkere ihm zu und er erstarrt. Wendet den Blick ab. Lässt den Bauch wieder über den Gürtel quellen. Er hatte mich nicht für ein Flittchen gehalten.

Bist du jemals verliebt gewesen, Fee?

Nicht in so einen natürlich. In einen netten Jungen. In Hubert vielleicht? In Albert? Oder waren sie wie Brüder für dich? Hast du jemals Sehnsucht nach einer Berührung gehabt, die dich frieren und schwitzen ließ? Wenn du Jost und mich manchmal so merkwürdig angesehen hast, so traurig, so von ganz weit weg, was hast du in diesen Augenblicken gefühlt?

In einer Mischung aus Kunstgewerbeladen und Teestube essen wir quietschgrüne Törtchen und spülen die extreme Süße mit Tee hinunter.

Hausfrauen kommen und gehen.

»How are you, dear?«

»Oh. Fine. Thank you, love.«

An der einen Hand ein Kind oder einen Hund an der Leine, an der andern einen Korb oder eine Einkaufstasche. Wir scheinen uns einen beliebten Treffpunkt ausgesucht zu haben. Tische und Stühle werden zusammengerückt. Neuigkeiten ausgetauscht. Kindertränen getrocknet. Hundeohren gekrault.

Der Serviererin stehen Schweißperlen auf der Oberlippe. Ihr dunkles Haar klebt an Nacken und Schläfen. Sie ist schwanger, siebter, achter Monat, und bewegt sich schwerfällig.

Die Frau war glücklich, als sie erfuhr, dass sie schwanger war.

Ihre Beine sind geschwollen. Sie trägt schwarze Sandalen, die über den Knöcheln geschlossen sind. Unter ihren Armen haben sich dunkle Flecken gebildet.

Von einem Augenblick auf den andern sah sie das Leben aus einer neuen Perspektive. Nie zuvor hatte sie bemerkt, wie viele Kinder es gab. Jetzt nahm sie sie wahr, Säuglinge in Kinderwagen und in Tragetüchern, Kleinkinder, die auf speckigen, wackligen Beinchen die ersten Schritte versuchten. Immer wieder legte sie die Hände auf ihren Bauch, der noch flach war und wie unbewohnt. Und das Erste, was sie tat, war, sich ein Umstandskleid zu kaufen.

Nachdem sie an der Theke Kaffee oder Tee eingeschenkt hat (beides steht vorbereitet in gläsernen Kannen auf Heizplatten), stemmt sie die Hände in den Rücken und biegt ihn durch. Fast meine ich, sie stöhnen zu hören.

Mittelblau mit weißen Punkten, gar nicht ihr Stil, aber es wirkte fröhlich und beschwingt und ihr war fröhlich und beschwingt zu Mute. Sie zog das Kleid noch nicht an. Sie hängte es in den Schrank und betrachtete es manchmal, zupfte die Falten auseinander und ließ sie wieder fallen. Niemandem erzählte sie von diesem Kleid. Nicht einmal dem Mann. Es war ihr Geheimnis.

Die Schwangerschaft meiner Mutter verlief normal. Es gab keinen Grund zur Beunruhigung. Es gab auch keinen Anlass zur Sorge, nachdem Fee geboren war. Ein hübsches, kräftiges Kind, das sich allem Anschein nach prächtig entwickelte.

Die zweite Schwangerschaft wurde nicht mehr so gefeiert. Meine Mutter war viel zu sehr mit der kleinen Fee beschäftigt, die quirlig und aufgeweckt war und sie rund um die Uhr auf Trab hielt.

Nichts deutete darauf hin, dass das Leben meiner Eltern so brutal umgekrempelt werden, dass es keine dritte Schwangerschaft geben würde.

Nie hatte sie sich so stark und unverwundbar gefühlt wie in den Monaten der Schwangerschaften. Sie war voller Energie und Tatendrang. Stand morgens in aller Herrgottsfrühe auf und ging spät am Abend schlafen. Trotzdem war sie selten müde, hatte keine Beschwerden. Es war, als hätte ein Gott sie mit seinem Zeichen geschützt.

Ich habe mir eine Stelle gesucht, von der aus ich auf den See schauen kann, Linlithgow Palace hinter mir. Jost wollte ein bisschen herumfahren, allein sein wie ich. Es fällt uns noch schwer, ständig zusammen zu sein.

Einen Steinwurf von mir entfernt hat sich eine Familie zum Picknick niedergelassen. Nach dem Essen strecken sich die Eltern auf einer Decke aus. Die Kinder, zwei Jungen und ein Mädchen, nehmen den steilen Hang in Angriff, klettern hinauf und hinunter.

Ich sitze auf meiner Jacke. Die Sonne wärmt mir Rücken und Arme. Selbst der Wind, der vom See heraufweht, ist lau.

Es ist unerträglich, von Fee zu lesen, bevor sie überhaupt geboren war, und zu wissen, dass ihr Leben zu Ende ist. In der Sonne zu sitzen und den Wind wie ein Streicheln zu spüren, während Fee begraben ist. Unter der Erde!

Tränen laufen mir übers Gesicht und tropfen auf das Tagebuch.

Das kleine Mädchen, nun direkt vor mir, auf Händen und Knien, sieht mich an. Bewältigt den letzten Meter, richtet sich auf, zögert und hockt sich dann neben mich.

»Warum weinst du?«

Die ersten deutschen Worte, die ich in Schottland höre.

Ich wische mir mit dem Handrücken die Tränen ab, versuche ein Lächeln.

Das Mädchen wartet. Hockt geduldig neben mir.

»Ich bin traurig«, sage ich, die zurückgedrängten Tränen in der Kehle.

Sie setzt sich hin und schaut auf den See hinunter.

»Ele!«

Ihr älterer Bruder, unten am Hügel, wedelt mit den Armen. Der jüngere Bruder ist schon auf dem Weg zu ihm. Ele neben mir rührt sich nicht.

»Warum bist du traurig?«

Ihr kinnlanges Haar ist hellblond und gelockt. Fast wie meins früher. Vielleicht wird ihr Haar mit den Jahren auch dunkler werden.

Ich hebe die Schultern. Was soll ich diesem Kind erzählen?

Ele wirkt überrascht. »Ich weiß immer, warum ich traurig bin«, sagt sie.

Der Bruder hat noch einmal nach ihr gerufen. Nun scheint er aufgegeben zu haben. Er balgt sich mit dem Jüngeren. Sie rollen hin und her, lachen.

»Wir wohnen in Wuppertal«, sagt Ele. »Bist du schon mal mit der Schwebebahn gefahren?«

Ich schüttle den Kopf.

»Wenn die Oma uns besuchen kommt, will sie immer Schwebebahn fahren. Die findet das toll.«

Ich nicke.

»Unser Kater«, sagt Ele und lässt sich durch meine Schweigsamkeit nicht irritieren, »der ist neulich weggelaufen. Ich hab überall nach ihm gesucht und alle Leute ausgefragt und ihm immer Futter hingestellt, aber er ist nicht gekommen. Da war ich traurig. Und da hat die Oma gesagt: ›Immer, wenn man denkt, es geht nicht mehr, kommt von irgendwo ein Lichtlein her.‹«

»Ein Lichtlein.« Ich warte ab, wie Eles Geschichte weitergeht.

Sie strahlt mich an. In ihren braunen Augen sind winzige Bernsteinflecken.

»Und dann ist er wieder nach Hause gekommen. Er war ganz dünn und hat gefressen und gefressen und gar nicht mehr aufgehört. Ein Stück von seinem Ohr war ab. Aber ich hab ihn noch genauso lieb wie vorher. Fast noch lieber.«

Sie lehnt sich zurück, stützt sich auf beide Hände, sieht mich an, erwartungsvoll.

Wenn das so einfach wäre. Wenn ich nur an ein Lichtlein glauben müsste und Fee käme wieder nach Hause.

»Meine Schwester ist gestorben«, sage ich.

Ele beugt sich erschrocken vor.

»War sie schon alt?«

»Neunzehn.« Um Himmels willen! Wie komme ich dazu, diesem fremden Kind von Fee zu erzählen?

Neunzehn ist uralt für ein kleines Mädchen wie Ele. Sie lehnt sich wieder zurück.

»Sie hieß Fee«, sage ich. »Und ich hatte sie sehr lieb.«

»Fee«, wiederholt Ele.

»Sie hieß nicht nur so«, sage ich. »Sie *war* eine Fee.«

»Eine Fee?« Ele kratzt sich am Kopf. »Jetzt flunkerst du aber! Feen kommen doch nur in Geschichten vor.«

»Meine Fee nicht«, sage ich. »Meine Fee war Wirklichkeit.«

Ele knabbert am Daumennagel. Ich höre es knacken. Wie alt sie wohl ist? Fünf? Sechs?

»Und du?«, fragt sie. »Bist du auch eine Fee?« Ihr Blick gleitet an mir auf und ab, trifft eine Entscheidung. »Nein. Du bist keine. Oder?«

Ich schüttle den Kopf. »Hast du schon mal eine Fee gesehn, die Ledersachen anhat und an einem See sitzt und heult?«

»Ich hab noch nie eine Fee gesehn.« Sie will den Daumen wieder an den Mund heben, lässt ihn jedoch auf halber Strecke in der Luft. »Aber Feen sterben nicht. Die leben ewig.«

Sie scheint sich zu fragen, ob sie mir trauen kann oder ob ich zu den Erwachsenen gehöre, die einem dauernd Lügen auftischen.

»Feen kommen auf die Erde, um den Menschen zu helfen«, sage ich. »Wenn sie ihre Aufgabe erfüllt haben, dann sterben sie, genau wie wir Menschen.«

Das scheint Ele nicht zu gefallen. Sie verzieht den Mund, ärgerlich oder ängstlich, das kann ich nicht erkennen.

»Richtige Feen leben ewig«, wiederholt sie störrisch.

»Feen leben in Menschengestalt«, sage ich. »Sie sind nur zum Teil Fee und zum Teil Mensch. Und deshalb können sie nicht ewig leben. Aber etwas von Fee lebt weiter. In mir und all den Leuten, die sie gekannt haben. Wenn du je einer Fee begegnest, wirst du das niemals vergessen.«

Es ist plötzlich ganz still geworden. Für ein paar Sekunden hört man kein einziges Geräusch. Als hätte die Luft sich verdichtet und alles erstickt.

»Und hier drin«, ich zeige Ele das Tagebuch, »hier drin steht Fees Geschichte.«

»Ein Märchenbuch?«, fragt Ele.

»Nein. Die Wirklichkeit. Es ist ein Tagebuch.«

Weiß ein fünf- oder sechsjähriges Mädchen aus Wuppertal, was ein Tagebuch ist?

»Liest du mir was vor?«, fragt Ele.

»Fee hatte immer gern getanzt. Sobald sie Musik hörte, breitete sie die Arme aus und tanzte im Zimmer umher. Dabei war ihr Gesicht ganz ernst und still, aufmerksam. Sie tanzte um den Tisch herum, schwebte zum Fenster, zur Tür, rollte sich auf dem Boden, sprang wieder auf, wiegte sich hin und her.«

»Weiter«, sagt Ele.

Sie kauert im Schneidersitz neben mir, die Ellbogen auf den Knien, das Kinn in die Hände gestützt.

»Und dann, eines Tages, stieß sie gegen den Tisch und fiel hin. Das war ihr vorher noch nie passiert. Sie lag da wie betäubt, ein ungläubiges Staunen in den Augen. Sie rappelte sich auf, rieb sich die Schulter, hob die Arme und fiel wieder hin. Und da begann sie zu schreien.«

»Nein«, sagt Ele. »Nein! Feen tun sich nicht weh! Die Geschichte stimmt nicht. Feen tanzen wie Schneeflocken, ganz leicht und sicher. Sie würden nie hinfallen und erst recht nicht schreien. Feen sind leise.«

»Soll ich weiterlesen?«

»Nein. Die Geschichte gefällt mir nicht.« Ele kneift die Augen zusammen. »Hast du deswegen geweint?«

»Deswegen auch«, sage ich. »Fees Geschichte ist nicht nur schön. Sie ist auch traurig.«

Alles an Ele ist Abwehr. Ich bin zu weit gegangen.

»Aber Feen helfen den Menschen!« Ihre Augen füllen sich mit Tränen. »Das hast du selber gesagt!«

»Fee hat vielen Menschen geholfen«, sage ich und schlucke an dem Kloß in meinem Hals. »Mir, unsern Eltern, ihren Freunden und …«

»Wie denn?« Ele ist entschlossen, etwas Schönes, Wunderbares in dieser Geschichte zu finden.

»Sie hat uns gezeigt, was wichtig ist und was nicht.«

»Wusstet ihr das denn nicht auch ohne sie?«

Eles Vater packt die Sachen zusammen. Ihre Mutter faltet die Decke. Sie sehen sich nach ihren Kindern um.

»Jens! Micha! Ele!«

Ele steht auf, sieht von oben auf mich herab.

»Unser Kater ist wichtig. Und dass er nach Hause gekommen ist. Auch mit dem halben Ohr.«

»Das stimmt.« Ich strecke ihr die Hand hin. »Pass gut auf ihn auf.«

Ihre kleine Hand schiebt sich in meine, warm und ein wenig feucht. Und dann ist Ele verschwunden.

All das hier ist wichtig, Fee. Dass die Sonne scheint. Dass es Seen wie diesen gibt. Und Mädchen wie Ele. Omas, die gern mit der Schwebebahn fahren und beruhigende Erklärungen haben. Jost ist wichtig. Die Zeit, die wir miteinander verbringen.

Jede Sekunde ist wichtig. Und du hast es mir gezeigt.

7.

»Das Futter ist aus reiner Seide«, sagt Herr Huth. Sein rundes Gesicht glänzt. Stolz leuchtet ihm aus den Augen. »Und sehen Sie? Brüsseler Spitze!«

Meine Eltern schauen auf mich herab.

Ich liege in seinem schönsten, teuersten Sarg, gebettet auf Seide und Brüsseler Spitze, und kann nicht sprechen, mich nicht einmal rühren.

Mein Vater weint. Still laufen ihm die Tränen übers Gesicht und bleiben zitternd an seinem Kinn hängen. Er hat sich nicht rasiert. Das kommt sonst nur im Urlaub vor.

Meine Mutter ist sehr gefasst. Vielleicht ein wenig blass, aber das steht ihr. Sie hat sich immer darüber geärgert, dass sie das gesunde Aussehen einer Bäuerin hat. Die Kameliendame wäre eher ihr Stil.

»Bestattungsunternehmen Huth. Seit über hundert Jahren führend in der Gegend. Wir wissen, was wir unserem Namen schuldig sind.«

Herr Huth streicht mir das Haar zurecht, faltet mir die Hände auf der Brust, richtet sich wieder auf, legt die Fingerspitzen gegeneinander und wippt auf den Füßen.

Die Berührung seiner Hände hat den Duft seines Rasierwassers in meinem Haar zurückgelassen. Ein schwerer, beinah bitterer Duft, von dem mir übel wird.

Meine Hände sind kalt. Ich will nicht, dass sie gefaltet sind. Aber ich kann sie nicht bewegen.

»Erst Fee«, sagt mein Vater, »und nun Claire.«

Es klingt wie der Anfang eines Gebets.

Herr Huth nickt bekümmert. »Wie alt war sie? Sechzehn?«

»Siebzehn«, sagt meine Mutter. »Notieren Sie sich das. Ich möchte nicht, dass der Pfarrer oder irgendjemand sonst am Grab etwas Falsches sagt.«

Als wäre ich gar nicht vorhanden.

Wo ist Jost? Er würde sehen, dass ich nicht tot bin. Mich retten. Und dann die Arme um mich legen und mich wärmen.

Wie kalt mir ist.

Jost!

Herr Huth schließt den Deckel. Ich höre nichts mehr, nur das Rauschen in meinen Ohren. Und ich kann nichts mehr sehen. Es ist stockfinster.

Jost! Bitte! Hol mich hier raus!

Ich fahre auf. Ringe nach Luft. Der Mund weit offen. Spüre den Schrei in mir, den ich aus Entsetzen zurückgehalten habe. Höre mich keuchen. Mein Haar ist nass von Schweiß.

Ganz allmählich nimmt die Dunkelheit Konturen an. Ich erkenne das Zimmer, sehe Jost neben mir, weiß endlich, wo ich bin.

Raus aus dem Bett und aus dem Zimmer! Bloß nicht wieder einschlafen und weiterträumen.

Mit fliegenden Fingern ziehe ich mich an, stürze hinaus und an die Terrassentür.

Mondlicht liegt auf dem See. Flüssiges Silber. Kalt und so gar nicht tröstlich. Gierig atme ich die Nachtluft.

Ich lebe. Ich lebe!

Die Erleichterung ist so ungeheuerlich, dass mir die Tränen in die Augen schießen.

Und dann kommt das Gefühl der Scham.

Ich habe Canetti verschlungen. Vor allem *Masse und Macht*. Hätte ich nur die Finger davon gelassen.

Der Augenblick des Überlebens, sagt er, sei der Augenblick der Macht. Der Schrecken über den Anblick des Todes löse sich in Befriedigung auf, weil man nicht selbst der Tote sei. Er geht so weit, von einer Lust am Überleben zu sprechen.

Lust am Überleben.

Ein Monster von einem Gedanken.

Denn etwas in mir ist mit Fee gestorben. Ich habe nicht überlebt.

Ich kämpfe ums Überleben.

Ich setze mich aufs Sofa, fröstele, ziehe die Knie an, umschlinge sie mit den Armen. Das Zittern soll aufhören!

Es hört lange nicht auf. Die Zähne klappern mir aufeinander. Sie haben meine Schwester begraben. Obwohl sie solche Angst vor der Dunkelheit hatte.

Kein Licht bei Fee da unten. Nicht mal der Schein des Mondes. Kein Geräusch. Keine Wärme.

Keine Berührung.

Ich beiße mir auf die Lippe. Schmecke Blut. Werde ruhig.

Ruhiger.

Ich schließe die Terrassentür. Knipse die Leselampe an. Mache mir einen Tee. Wieder mal.

Und stelle mich endlich der Frage, warum ich hier bin.

Nicht um Schottland zu sehen. Nicht, um mit Jost allein zu sein. Nicht, um Ferien zu machen.

Ich bin hier, weil ich es nach Fees Tod unmöglich zu Hause aushalten konnte.

Am zwölften Juli ist sie gestorben. Am dreizehnten August schon war ich auf der Fähre nach Newcastle.

»Sie haben ein unvorstellbares Glück, dass Sie so kurzfristig noch eine Unterkunft bekommen«, sagte die Frau im Reisebüro.

Ein unvorstellbares Glück.

Wie unbedacht sie mit den Worten umging.

Es mussten viele Dinge erledigt werden. Wir taten das wie von einer fremden Hand geführt. Roboter, wir alle.

Der Sarg musste ausgesucht werden. Formalitäten mussten erledigt werden. Wir unterwarfen uns einer bürokratischen Hektik. Hatten kaum Zeit, das Unbegreifliche zu erfassen. Dass Fee tot war. Keine Zeit zu begreifen, was das bedeutete.

Gespräche. Mit Herrn Huth. Mit dem Pfarrer. Das Aufsetzen der Todesanzeige. Das Verschicken der Karten.

All das geschah automatisch. Als hätte unser Innerstes gar nichts damit zu tun.

Anders als meine Eltern konnte ich weinen. Aber die Tränen waren etwas Oberflächliches. Eine kurze physische Erleichterung. Wie ein Schrei oder ein Stöhnen eine Erleichterung sein können. Sie schwemmten den Schmerz nicht nach außen. Sie bedeckten ihn bloß. Er wartete in mir, bereit, mich zu packen, wann immer er wollte.

Am schlimmsten war das Zusammentreffen mit Herrn Huth.

Er kam wie der Privatsekretär des Todes. Und, wie sein Herr, viel zu schnell. Unerwartet. Zumindest für mich.

Seine buckelnde Freundlichkeit.

Die furchtbare Sachlichkeit seiner Kleidung.

Er hatte Fee vom Sehen gekannt. In einer Kleinstadt kennt jeder jeden vom Sehen. Und kennt ihn nicht.

Zuerst war seine Betroffenheit ganz geschäftsmäßig. Eine Miene, die für ihn zum zweiten Gesicht geworden war. Die man von ihm erwartete.

Bestattungsunternehmer. Ein Unwort.

Ich hatte sein Büro nie gesehen, nur das Schaufenster mit dem darin ausgestellten Sarg. Aber ich konnte es mir vorstellen. Neonlicht, diskret hinter Sichtleisten verborgen. Der Tod in jedem Winkel des Raums.

»Wir möchten unsere Tochter zu Hause behalten«, sagte meine Mutter. Das Wort *aufbahren* brachte sie nicht über die Lippen und auch Herr Huth vermied es geschickt.

Sie bat ihn, den Sarg besonders weich auszupolstern. »Fee war so dünn«, sagte sie. »Sie soll sich nicht an dem harten Holz stoßen.«

Sein erster Blick auf Fee war noch von dieser berufsmäßigen Betroffenheit. Nicht zu viel und nicht zu wenig. Auch sein Nicken. Das hier war sein Job.

Dann ging er näher an das Bett heran.

»Sie soll endlich ruhig schlafen können«, sagte meine Mutter. »Und da muss sie doch weich liegen.«

Herr Huth betrachtete Fees Gesicht. Er hob den Kopf und sah meine Mutter an. Seine Maske fiel und sein Gesicht kam darunter hervor, weich und verletzlich, *tatsächlich* betroffen. Er berührte die Schulter meiner Mutter mit seiner fleischigen, weißen Hand und ließ sie sofort wieder los.

»Ich werde ihr ein Himmelbett machen«, sagte er. »Sie können sich darauf verlassen.«

»Und sie braucht ein schönes weiches Kissen«, sagte meine Mutter.

Herr Huth nickte.

Ich verließ das Zimmer und ging nach unten. Setzte mich aufs Sofa und sah in den Garten hinaus. Fees Birke. Die Blätter glänzten in der Sonne, als sei nichts geschehn. Das Wasser im Teich glitzerte. Die Terrassentür stand weit offen. Vögel zwitscherten.

Alles war wie immer.

Und ich wär gern wieder vier oder fünf gewesen und hätte daran geglaubt.

Aber ich war siebzehn. Von oben hörte ich ihre Stimmen.

Und dann führten meine Eltern Herrn Huth ins Wohnzimmer. Er legte einen Katalog auf den Tisch und zeigte meinen Eltern Sargmodelle.

Klarsichthüllen. Ordnung. Überschaubarkeit.

Wie er über die verschiedenen Holzarten sprach und dabei das Wort *Lebensdauer* benutzte.

Er hatte sich wieder im Griff. War in seinem Element.

Ein Tod unter vielen.

Draußen bezog sich der Himmel. Ein Gewitter kündigte sich an. Herr Huth betupfte sich die Stirn mit einem schneeweißen Taschentuch. Erst jetzt merkte ich, wie schwül es geworden war.

Ich blickte auf seine schwarzen Schuhe und sah, dass seine Füße ungewöhnlich klein waren. Er war tadellos gekleidet, anthrazitfarbener Anzug, anthrazitfarbene Strümpfe, weißes Hemd, graue Krawatte. Sein Ehering war sehr breit und schnitt ihm ins Fleisch. Sein Haar war gut geschnitten und zeigte in all dem Grau nur noch Spuren der ehemaligen Farbe. Das helle Blau seiner Augen war wie ein Widerspruch zu seiner übrigen Erscheinung.

Und plötzlich setzte sich mir das Wort *Henker* in den Kopf, obwohl es Unsinn war.

Im nächsten Moment lief ich los.

Ich rannte über die Straße. Reifen quietschten. Jemand schimpfte hinter mir her. Und ich rannte weiter, rannte und rannte.

Jost war nicht zu Hause. Sein Motorrad stand nicht vor der Garage. Natürlich nicht. Er hatte Dienst.

Leichenbestatter, dachte ich. Rettungssanitäter. Dazwischen lagen Welten, lagen ganze Leben. Und manchmal gab es Fälle, in denen das, was Herr Huth und Jost taten, sich berührte. Wenn Jost und seine Kollegen nicht mehr helfen konnten, begann die Arbeit von Herrn Huth.

Ich drückte auf die Klingel, hörte den dreifachen, vergeblichen Glockenton im leeren Haus. Und setzte mich auf die oberste Treppenstufe.

Seit Jahren hatten wir uns gewappnet gegen das, was jetzt geschehen war. Hatten immer gewusst, dass Fee sterben würde.

Aber es war anders. Ganz anders, als ich es mir jemals vorgestellt hatte. Wenn ich es mir überhaupt je vorgestellt hatte.

Ich war nicht vorbereitet.

Ein leises Grummeln am Himmel. Das Licht plötzlich ganz unwirklich.

Warum saß ich hier?

Ich lief weiter. Ziellos. Schweiß unter den Armen, im Nacken, auf der Stirn. Die ersten zögernden Tropfen. Der erste Blitz. Ein heftiges Donnern.

Ich lief durch den Regen. Durch Pfützen, durch Schlamm. Lief bis zur Kiesgrube, wo wir ganze Sommer verbracht hatten. Fee war geschwommen wie ein Fisch.

Früher.

An unserem Ufer setzte ich mich hin. Sehnte mich danach, heulen zu können. Aber das Einzige, das trocken blieb und heiß und schmerzhaft brannte, waren meine Augen. Alles andere an mir triefte vor Nässe.

An dieser Kiesgrube hatten Jost und ich zum ersten Mal miteinander geschlafen.

An einem Herbstabend. Es war schon reichlich kühl gewesen.

Wir waren von einer Fete zurückgekommen und Jost wollte mich nach Hause fahren. Aber schon bevor wir uns auf das Motorrad setzten, wussten wir beide, dass es an diesem Abend passieren würde.

Ich hatte Bilder vom ersten Mal im Kopf gehabt. Bilder aus meinen Büchern. Bilder aus Filmen. Eigene Bilder. Die Wirklichkeit kam keinem dieser Bilder nah.

Der Boden war hart und kalt. Über und unter uns raschelten und knisterten Blätter. Ein Nachtvogel schrie. Ich hörte Josts Atem und weit entfernt die Autos auf der Straße.

Ich wartete auf den Schmerz. Wartete auf die Sternschnuppen in Kopf und Bauch.

Der Schmerz war nicht so schlimm, wie ich ihn mir ausgemalt hatte, denn Jost war behutsam und sanft. Auf die Sternschnuppen wartete ich vergebens.

Ich wartete noch, als Jost schwer auf mir wurde, den Kopf an meinen Hals legte, noch einmal aufstöhnte und still wurde. Da wusste ich, es war vorbei.

Jost erschrak, als er merkte, dass ich weinte. Er glitt an meine Seite und nahm mich in die Arme.

Ich wusste selbst nicht, warum ich weinte. Warum ich traurig war. Etwas war zu Ende gegangen und ich hatte keine Ahnung, was angefangen hatte.

»War es nicht schön für dich?«, fragte Jost.

»Doch«, sagte ich und das war nicht gelogen. Aber es war auch nicht die ganze Wahrheit. Für die ganze Wahrheit hätte ich mehr als ein Wort oder einen Satz gebraucht. Und zuerst einmal hätte ich sie finden müssen.

Jost fragte nicht weiter, zwang mich nicht zu Erklärungen. Wir zogen uns wieder an, klopften uns gegenseitig die Blätter und Zweige aus den Kleidern. Er brachte mich nach Hause und verabschiedete sich mit einem langen Kuss.

Meine Eltern saßen im Wohnzimmer, hörten Musik und lasen.

»Wie war's?«, fragte mein Vater, ohne zu ahnen, wie doppeldeutig seine Frage war.

Ich blieb an der Tür stehen und wunderte mich, dass sie es mir nicht ansahen.

»Ganz gut«, sagte ich. »Aber jetzt bin ich hundemüde. Ich geh schlafen.«

»Sei leise«, sagte meine Mutter. »Fee hatte einen sehr unruhigen Abend.«

Ich nickte und ließ sie mit ihrer Musik und den Büchern allein.

Wir alle hatten Fees Schlaf immer gehütet. Nie wäre es einem von uns eingefallen, sie aufzuwecken. Das wollte ich auch heute nicht tun. Ich wusste, wie kostbar ein paar Stunden ruhigen Schlafs für sie waren. Aber ich musste sie an diesem Abend wenigstens noch einmal sehen.

Auf Zehenspitzen betrat ich ihr Zimmer. Die Tür stand einen Spaltbreit offen und im Flur brannte das Licht, denn Fee geriet in Panik, wenn sie in völliger Dunkelheit aufwachte. Ich stand an ihrem Bett und sah auf sie hinunter. Nicht ein einziges Wort wollte ich sagen, sie nicht berühren. Das, was mir im Kopf herumging, nur denken.

Aber sie spürte meine Anwesenheit.

Drehte den Kopf und sah mich an.

Im Lichtschein, der auf ihr Bett fiel, war ihr Gesicht kaum mehr als ein heller Fleck.

Ich beugte mich über die Gitterstäbe, die verhindern sollten, dass sie aus dem Bett fiel, und nahm ihre Hand.

»Ich wollte dich nicht aufwecken«, flüsterte ich. »Ich wollte dich nur noch mal sehen.«

Fee lag ganz ruhig. Vielleicht war sie gar nicht richtig wach.

»Ich glaube, ich bin heute erwachsen geworden«, sagte ich leise. Ich strich mit dem Daumen über ihre Hand. »Und ich weiß nicht, ob mir das gefällt.«

Sie bewegte sich. Der Duft von Seife, Creme und Puder stieg mir in die Nase. Es war dieser angenehme Geruch, der zu ihr gehörte, der jeden Raum erfüllte, in dem sie sich längere Zeit aufhielt.

Mir war nicht mehr nach Weinen. Mir war nur noch nach Schlafen. Als ich mir übers Haar fuhr, fühlte ich etwas Hartes und zog ein trockenes Blatt heraus. Ich steckte es in die Tasche meiner Jacke, wo es mir zwischen den Fingern zerbröselte.

»Morgen ist Samstag«, sagte ich. »Da machen wir beide uns ein langes, gemütliches Weiberfrühstück, ja?«

Fee zog langsam meine Hand an ihr Gesicht. Ja. Wir würden uns ein langes, gemütliches Frühstück machen. Nur sie und ich.

Diesmal war kein Trost zu erhoffen. Fee war tot. Und meine Eltern suchten den Sarg aus, in dem sie beerdigt werden sollte.

Blitz und Donner hatten nachgelassen, aber es regnete weiter. Die Tropfen liefen mir übers Gesicht wie Tränen.

Ich sah aufs Wasser, dessen Oberfläche wie ein kleines, aufgebrachtes Meer war, spürte den Geruch des Sommers, der von der warmen Erde aufstieg.

Und wusste nicht, wohin.

Die nassen Jeans wurden mir schwer auf den Beinen, das T-Shirt klebte mir auf der Haut. In mir war alles wund. Ich hatte nicht gewusst, dass es einen solchen Schmerz geben konnte.

Ich ließ mich auf die Seite fallen und rollte mich wie ein Fötus zusammen. Das Moos unter meinem Gesicht war wie ein vollgesogener Schwamm. Ich schloss die Augen, damit sie nicht mehr so brannten. Öffnete sie sofort wieder, weil ich es nicht ertragen konnte, nichts zu sehen.

So fand mich Jost. Stunden später. Nach seinem Dienst.

Er setzte sich neben mich, zog meinen Kopf auf seinen Schoß und streichelte mich. Er sagte kein einziges Wort. Es gab keine Worte.

Bis auf die Haut durchnässt, kamen wir nach Hause. Meine Mutter schob mich ins Badezimmer. Sie trocknete mir das Haar, half mir beim Ausziehen und hielt mir den Bademantel hin. Er hatte neben Fees Bademantel gehangen, und als ich ihn anzog, wölkte Fees Duft heraus.

Ich ließ all das mit mir geschehn wie eine Puppe. Es betraf mich nicht.

»So ist's gut«, murmelte meine Mutter. »So ist's gut.«

Nichts war gut. Aber ich widersprach ihr nicht. Sie brachte mich ins Bett, zog die Vorhänge zu und kümmerte sich um Jost.

Die Tagebücher liegen vor mir auf dem Tisch. Ungeöffnet.

Fees Geschichte. Meine. Die meiner Eltern.

Der Mann. Die Frau.

Als wäre Abstand möglich.

Plötzlich habe ich das Bedürfnis, meine Mutter anzurufen, ihre Stimme zu hören. Obwohl ich mir vorgenommen hatte, das nicht zu tun. Und obwohl es mitten in der Nacht ist. Ich werfe mir die Jacke über, laufe hinaus, zum Telefonhäuschen, werfe Münzen ein, wähle. Nichts. Nach dem vierten Versuch entdecke ich das Schild.

Out of order.

Das trifft es genau. Out of order. Alles.

8.

Es regnet.

Als hätte die Vergangenheit sich bemüht, die Gegenwart einzuholen. Schmutziges Grau vor den Fenstern. Aus einem Loch in der verbeulten Regenrinne platscht es in eine Lache, die sich neben der Haustür gebildet hat.

Wir haben bei Lampenlicht gefrühstückt. Die hohen Bäume schlucken das kümmerliche Tageslicht.

Es ist so kalt, dass wir die Heizung aufgedreht haben. Hier wird mit Strom geheizt. Die Heizkörper plumpe Quader, die die Linien der Zimmer stören.

Jost trägt das Geschirr zur Spüle.

»Scheißwetter«, knurrt er und lässt Wasser für den Abwasch einlaufen.

Keine gute Stimmung zwischen uns. Schon das Frühstück verlief recht einsilbig. Trotzdem macht es mir Freude, ihm zuzusehn.

Heute ist alles an ihm Energie. Verschwenderisch. Jede seiner Bewegungen hat die Kraft aller zukünftigen Bewegungen in sich. Er sollte Amerikaner sein. Baseballspieler. Ich kann ihn mir so vorstellen. Braun gebrannt. Eine Tätowierung auf dem Oberarm. Das Haar noch kürzer.

Ein hübsches weißes Haus mit Holzveranda. Eine hübsche schlanke Frau. Hübsche gesunde Kinder …

Was spinne ich mir da zurecht?

Ich bin nicht die geeignete Gesellschaft für ihn. Müde, so müde. Instabil. Auf der Suche.

Wonach?

Und er wollte Ferien machen. Unbekümmert. Unbeschwert.

Sightseeing. Schwimmen. Sonnenbaden. Und abends in ein Pub. Hat er geahnt, worauf er sich einließ, als er mit mir losfuhr?

Motorradbraut.

Ja. Mit zerknautschtem Kleid, zerrissenem Schleier und Schlafmangel. Bläuliche Schatten unter den Augen. Nicht siebzehn. Älter. Viel älter. Aber nicht auf eine gute Art.

Die Geräusche, die Jost beim Spülen macht, sind zornig. Jedes Tellerklappern, jedes Löffelklimpern ein Vorwurf.

Regt ihn nur das schlechte Wetter auf?

Ich gähne. Warum findet das Leben nicht in der Nacht statt? Tagsüber kann ich wunderbar schlafen. Da habe ich auch keine Albträume. Es gäbe keinen Alltag mehr. Stattdessen gäbe es die Allnacht.

»Allnacht«, sage ich zu Josts Rücken. »Ist das nicht ein schönes Wort?«

Und gähne wieder.

Jost sieht herüber zu mir.

»Wenn du schlafen würdest, statt dir die Nächte um die Ohren zu schlagen, dann wärst du jetzt nicht müde.«

Die Nächte um die Ohren schlagen. Das hört sich an, als hätte ich in der Disco durchgetanzt. Durchgesoffen. Oder was auch immer. Und über meine Allnacht geht er einfach hinweg. Als hätte ich nicht eben ein wundervolles Wort erfunden.

»Sonst noch was?«

Das darf ja nicht wahr sein. Ein paar Tage trauter Zweisamkeit und schon mutiert er zum Ehemann. Mischt sich in meine Angelegenheiten. Macht Erziehungsversuche. Der Mann, den ich einmal heirate, muss erst noch geboren werden.

Jost klappert und klimpert weiter.

Ich nehme die Tagebücher und lege mich aufs Sofa. Dabei will ich gar nicht denken. Nicht zurückgehn. Die Haut zu dünn, zu durchlässig. Und was, wenn die Gedanken mein Innerstes erreichen?

Jetzt bin ich froh, dass meine Mutter die Geschichte in der

dritten Person erzählt hat. Nicht nur sie hat den Abstand gebraucht.

Ich lese längst nicht mehr linear. Nicht vom Anfang bis zum Ende. Manchmal, wenn eine Erinnerung da ist, die ich genau zuordnen kann, suche ich in den Tagebüchern, um zu sehen, ob diese Situation für meine Mutter notierenswert war. Um zu sehen, wie sie sie erlebt und beurteilt hat.

Manchmal beginne ich auch einfach an einer beliebigen Stelle zu lesen, bis sich das Gelesene mit meinen Erinnerungen vermischt und mich zurückführt.

Ich weiß nicht, ob die Tagebücher gut für mich sind. Vielleicht sollte ich sie weglegen und mich ablenken lassen. Jost ist so sehr bereit dazu. Er wollte mit mir nach Schottland fahren und nicht in die Vergangenheit.

Sie hatten ein kleines Haus in Ochtersum gemietet. Der Sommer war trocken und heiß, ideale Bedingungen für Fee. »Die Seeluft«, hatte der Arzt gesagt, »ist mit nichts zu bezahlen.«

Die Frau mochte den Arzt nicht. Er behandelte Fee wie eine Schwachsinnige. Völlige Demenz. *Obwohl nicht er es gewesen war, der die Diagnose gestellt hatte, war er zum selben Ergebnis gelangt. Und richtete sein Verhalten danach ein.*

Er untersuchte Fee, redete über sie hinweg, sprach über sie, wie man über einen Unfallwagen spricht oder über eine defekte Waschmaschine. Er hantierte an ihr herum, drehte und wendete sie und nie sah er ihr dabei in die Augen, erklärte ihr nichts. Kalt war er, selbst seine Hände waren kühl.

Die Frau mochte ihn nicht, verabscheute ihn sogar, aber sie vertraute seiner Kompetenz. Obwohl sie ihn nur bei den üblichen Irritationen aufsuchten, einem Virus, einem Hautausschlag, einer Erkältung, war es ihr wichtig, bei einem Arzt in Behandlung zu sein, der einen ausgezeichneten Ruf hatte.

Oft nahm die Frau sich vor, den Arzt zu wechseln. Das krampflösende Mittel, das Fee ständig brauchte, hätte auch jeder andere Arzt verschreiben können. Aber es fehlte ihr die Energie dazu. Sie waren schon bei so vielen Ärzten gewesen. Diese Praxis stand am Ende einer quälenden Odyssee. Darüber hinaus ertrug Fee Veränderungen schlecht. Und sie hatte keine Angst vor diesem Arzt. Das war vorerst Grund genug zu bleiben.

»Unternehmen wir was?«

Jost steht vor mir wie ein Racheengel. Böse und schön.

Ich schüttle den Kopf.

Der Racheengel geht zur Garderobe, mühsam beherrscht, und nimmt seine Jacke vom Haken.

»Ist das dein letztes Wort?«

Wie theatralisch er sein kann. Aber gehört zu einem Racheengel nicht auch ein gewisses Maß an Übertreibung? Sonst würde ihn doch niemand fürchten.

Ich nicke. Obwohl ich, genau genommen, kein einziges Wort gesagt habe und deshalb auch kein letztes.

Mein Racheengel stürmt hinaus und knallt die Tür hinter sich zu, dass die Gläser im Schrank klirren. In diesem Haus ist alles nur für kurze Aufenthalte gemacht, nichts Solides, nichts für die Ewigkeit. Mir recht. Ich glaube sowieso nicht mehr an die Ewigkeit. Nicht an die Dauer.

Die Tür schwingt noch einmal auf.

»Dazu bin ich nicht hierher gekommen!«, brüllt Jost und macht eine wilde Armbewegung, die alles umfasst, das Zimmer, die Möbel, die Tagebücher und mich.

Das Schlagen der Tür, das Klirren der Gläser, das Aufheulen des Motors und ich bin allein.

Selbstverständlich bin ich allein. Alles andre war Illusion.

Herzlichen Dank auch, Jost! Du hast mich mit der Nase auf die Wahrheit gestoßen.

Die Wut kommt unvermittelt in mir hoch. Ich hämmere mit der Faust auf das Sofa. Stoße einen Schrei aus. Springe auf. Laufe im Zimmer umher. Trete gegen den Tisch, die Küchentheke. Es ist lange her, dass ich zuletzt so eine Wut hatte.

Danach geht es mir besser. Ich lege mich wieder hin, fange wieder an zu lesen.

Das Haus war ursprünglich eine Bauernkate gewesen, zweihundert Jahre alt. Der neue Besitzer hatte das Dach anheben und große Fenster unter den Giebel setzen lassen. Holz, Beton und Glas, eine reizvolle Mischung. Die Zimmer klein und niedrig, aber hell, mit kargen, gekalkten Wänden. Im Wohnraum, der gleichzeitig die Eingangshalle war und in dem man unter das Dach sehen konnte, ein weißer Kachelofen für die Abende, die auch in den Sommermonaten frisch waren.
Ringsum lagen Wiesen, Weiden und Felder. Nachts hörte man, wie der Wind durch die Maispflanzungen fuhr. Die Nachbarhäuser, weit verstreut, waren bewirtschaftete Bauernhöfe.

Damals war ich zwölf, Fee vierzehn. Sie brauchte den Rollstuhl noch nicht ständig, eigentlich nur, wenn wir Spaziergänge machten und für die Fahrten mit dem Auto.

Als der Rollstuhl in unser Leben gekommen war, hatten meine Eltern einen Espace gekauft, groß und geräumig. Der Rollstuhl musste installiert werden können und es musste Platz sein für unser Reisegepäck und Fees Rollfiets, ihre ganz private Rikscha. Ein Fahrrad, in das, anstelle des Vorderrads, ein spezieller Rollstuhl eingehängt wurde.

Dem Rollfiets hatten wir es zu verdanken, dass wir weiterhin Fahrradtouren machen konnten. Fee ließ sich kutschieren wie eine Königin, Wind im Haar, Land und Leute zu ihren Füßen. In diesen Momenten gehörte ihr die Welt.

Ganz selten haben wir in Hotels gewohnt oder in Pensionen. Fee brauchte ihre Vollwertkost und meine Mutter bereitete sie gern selbst zu. Doch das war nicht der einzige Grund dafür, dass wir Hotels und Pensionen mieden. Fee brauchte Ruhe. Das Kommen und Gehen der andern Gäste machte sie nervös.

In Ochtersum war Stille, unterbrochen nur von dem Muhen der Kühe auf den Weiden und dem Rattern eines Traktors dann und wann. Pferde grasten auf der Wiese hinter dem Garten. Ich durfte auf dem Pony reiten, einem störrischen, aber harmlosen Tier, kleiner als ich und deshalb von meinen Eltern akzeptiert. Sein Fell glänzte rot in der Sonne.

In diesen Ferien verliebte ich mich zum ersten Mal.

Er hieß Wilko und war der jüngste Sohn von Bauer Rieken. Wilko war dreizehn. Sein Haar war hell wie meines. Er war groß und schlaksig und über seiner Oberlippe wuchs schon blonder Flaum.

Wilko führte mich durch die Stallungen. Zeigte mir die Schweine, die Gänse, die Hühner und Kaninchen. Er verriet mir die Namen der Kühe und Kälber, die vertrauensvoll den Kopf an ihm rieben. Sogar der Bulle war in seiner Gegenwart sanft wie ein Lamm. Die Katzen liefen ihm nach und der Hofhund blieb auf Schritt und Tritt so dicht bei ihm, dass es aussah, als wäre er Teil seines Schattens.

Wir verbrachten Stunden mit den Sommerarbeiten, dem Melken der Kühe auf den Weiden, dem Einfahren des Heus und dem Weißen der Ställe. Tauschten die geheimsten Geheimnisse aus. Lachten, dass wir die Tauben in der Scheune aufscheuchten.

Meistens aß ich mit bei Riekens in der großen Küche, wo ständig etwas im Backofen briet und auf dem Herd schmurgelte oder kochte. Wilkos Brüder, die beide im Ort arbeiteten, der eine als Autoschlosser, der andere als Schreiner, kamen zum Mittagessen nach Hause. Wortkarg waren sie und unwirsch, wie der Vater und die Mutter, aßen, tranken, wischten sich den Mund und kehrten wieder zu ihrer Arbeit zurück.

Wilko war anders. Offen. Neugierig. Das Herz auf der Zunge.

»Eigentlich hätt er ein Mädchen werden sollen«, erzählte seine Mutter in einer ungewohnten Anwandlung von Mitteilsamkeit. »Wir hätten so gern eins gehabt nach den beiden Großen.«

Auch wenn sie im Sessel saß, hatte sie immer etwas zu tun. Sie stopfte, nähte oder strickte, die Brille auf der Nasenspitze, den Herd und das, was auf und in ihm passierte, ständig im Blick.

Wilko wollte den Hof seiner Eltern später einmal übernehmen. Das wusste er längst. Er war nicht geschaffen für ein Leben in geschlossenen Räumen. Brauchte die Sonne, den Wind, den Regen, das Licht.

Er hatte passable Noten in der Schule, hasste es jedoch, jeden Morgen hinzugehn.

»Reine Zeitverschwendung«, sagte er verächtlich.

Seine Hände waren ungewöhnlich kräftig. Ein Kugelschreiber verschwand fast zwischen seinen Fingern. Er kam sich lächerlich vor beim Schreiben. Außerdem saß er nicht gern still. Seine Beine waren nicht für Stühle gemacht.

Er führte Fee auf dem Hof umher, zeigte ihr das Land hinter den schiefen Zäunen, hob ihre Hand und legte sie auf den warmen Hals einer Kuh. Schob ihr Stroh zurecht, damit sie bei den Kaninchenställen sitzen konnte, windgeschützt, den Rücken an der Wand, mit Blick auf den üppigen, duftenden Obstgarten. Nahm ein zappelndes Kaninchen aus dem Stall und gab es ihr auf den Schoß.

Fee konnte lange so sitzen bleiben. Vollkommen zufrieden. Das Kaninchen wurde ruhig auf ihrem Schoß. Der Hund, zu ihren Füßen ausgestreckt, rührte sich nicht. Er schlief und öffnete ab und zu ein Auge, um sie anzusehn.

Wilko verschwand im Haus und kam mit einem Glas Honig zurück.

»Von unsern Bienen«, sagte er. »Die Stöcke sind dahinten.« Er wies mit dem Kopf in Richtung Obstgarten und schraubte das Glas auf.

»Davon hast du mir noch nichts erzählt«, sagte ich.

»Die Bienen gehören Henning«, sagte Wilko. Henning war sein ältester Bruder, der Schreiner. »Ich kann sie dir mal zeigen, wenn du willst.«

»Lieber nicht.« Ich war schon zweimal von Wespen gestochen worden. Und die Stiche waren in einem beängstigenden Tempo angeschwollen.

Der Honig war blass und fest. Wilko steckte den Zeigefinger hinein, hob ein wenig von der Masse heraus und hielt Fee den Finger an die Lippen. Fee saugte den Honig wie ein Kälbchen die Milch.

In diesem Augenblick verliebte ich mich in den Jungen, der immer das Richtige tat und immer die passenden Worte fand.

»Ich auch«, sagte ich.

Wilko lachte. Dann spürte ich seinen Finger auf meinen Lippen.

Der Honig war wie der, den meine Mutter immer kaufte, nicht zu süß, ein wenig herb und voller Kristalle. Wir leerten das Glas bis zur Hälfte, lutschten abwechselnd an Wilkos Finger. Der Sommer summte in den Wiesen, die Hitze war beinah körperhaft, so schwer.

An diesem Nachmittag schlief Fee auf dem Stroh bei den Kaninchenställen ein. Das Kaninchen blieb ruhig in ihrer Armbeuge liegen. Wilko und ich unterhielten uns flüsternd und bewachten Fees Schlaf.

Die Bauern schienen Fees Behinderung als ein böses Omen zu verstehen. Sie verstummten, wenn sie ihr gegenüberstanden. Nicht, dass sie sonst viel geredet hätten, aber Fees Gegenwart schien eine atavistische Beklemmung in ihnen auszulösen. Der böse Blick. Das zweite Gesicht. Hier, in diesem kleinen Dorf, sah man hinter das Offenkundige. Fee spürte das Befremden. Sie spürte wohl auch, dass sie der Auslöser dafür war. Trotzdem, oder gerade deswegen, nahm die Frau sie jedes Mal mit, wenn sie Milch oder Eier holte. Denn zerstörerischer als der Aberglaube selbst ist die Furcht vor ihm.

Das Familienleben bei Riekens fand in der Küche statt. Die Stube, ein dunkler, kühler Raum, wurde nur zu bestimmten Zwecken genutzt. Geburtstage wurden hier gefeiert, Weihnachten, Ostern und andere Feste. Der Raum war leblos. Er rächte sich für die Vernachlässigung, indem er den Eintretenden abwies.

Alle Dinge in ihm schienen seit hundert Jahren an ihrem Platz zu sein. Die gestärkten Spitzendecken über den Rückenlehnen der Sessel, die leeren Vasen auf dem Schrank, die Nippsachen in der Vitrine, die ledrigen Topfpflanzen auf der Fensterbank, die polierte Silberschale auf dem Tisch.

Nur diese beiden Räume habe ich kennen gelernt.

Und natürlich Wilkos Zimmer.

Es war ganz anders als meines oder das von Fee. Die Möbel waren alt und düster, ein Bauernbett und ein fast schwarzer Schrank, ein klobiger Küchentisch, auf dem Wilkos Schulsachen lagen, ein fleckiger Holzstuhl mit weißen Farbspritzern, als hätte er jahrelang unbeachtet irgendwo in einer Werkstatt gestanden. An den Wänden hing eine vergilbte Tapete. Über dem Bett ein Poster mit Fußballspielern. Nichts sonst erinnerte daran, dass hier ein Junge zu Hause war.

Wilkos Eltern waren wie ihre Stube, alles an ihnen unverrückbar, unbelebt. Sie nahmen meine Anwesenheit hin, tauchten nur selten aus ihrer Schweigsamkeit auf. Ein paar Fragen, mehr nicht. Wie es uns in dem Ferienhaus gefalle. Ob der Vermieter ein Bekannter von uns sei. Ob wir im nächsten Jahr wiederkämen.

Meine Schüchternheit machte mich verlegen. Ich antwortete knapp, wusste nicht recht, wie ein Gespräch in Gang zu bringen wäre.

»Schlimme Geschichte, das mit deiner Schwester«, sagte Bauer Rieken einmal beim Nachtisch, Birnen mit Zimt.

Seine Frau warf ihm einen undeutbaren Blick zu und stand auf, um den Tee zu holen.

Die Löffel kratzten in den Schalen, die Wanduhr tickte und ich wusste, dass zwischen diesen Wänden nicht anders gedacht wurde als auf der Straße.

Schlimme Geschichte.

Wir hatten eine Geschichte und Fee war Teil davon, genau wie ich. Aber im Gegensatz zu den normalen Familien wurde unsere Geschichte immer wieder öffentlich. Jeder durfte eine Seite aufschlagen, sie lesen und seine Schlüsse daraus ziehen.

Birnen mit Zimt. Ich aß sie auf. Es war nicht böse gemeint. Es war nur dumm.

Wenn Wilko uns besuchte, wurde er linkisch und unbeholfen. Er wusste nicht, wohin mit seinen langen Armen, ließ die Schultern hängen, stotterte sogar.

In jedem Zimmer des Hauses waren wir spürbar. In den Büchern, die überall herumlagen, den Spielen, den Kleidungsstücken. Das schüchterte ihn ein.

Meine Mutter achtete in den Ferien nur darauf, dass die Unordnung nicht allzu groß wurde, um Fee nicht zu verstören. Auch sie hatte Erholung dringend nötig. Sie genoss es, nicht für jeden Handgriff verantwortlich zu sein.

Wir spielten Karten an dem wackligen Gartentisch, meine Eltern, Wilko und ich. Fee saß zwischen meiner Mutter und mir und sah uns zu.

Die Spatzen in den hohen Bäumen wurden allmählich ruhig und verstummten dann ganz. Wir konnten hören, wie die Pferde das Gras zupften. Meine Mutter zündete ein Windlicht an. Der Schein flackerte über unsere Gesichter.

Erst wenn die Luft abkühlte und Fee zu frieren begann, zogen wir uns ins Haus zurück. Wilko verabschiedete sich. Er stand jeden Morgen vor sechs Uhr auf, um seinem Vater beim Melken zu helfen, auch wenn Schule war. Es machte ihm nichts aus. Es war genau das Leben, das er wollte.

Als er unsere Rikscha zum ersten Mal sah, lachte er.

»Ulkiges Ding«, sagte er und fragte mich, ob er Fee einmal damit ausfahren dürfe. Meine Eltern, die inzwischen Vertrauen zu ihm gefasst hatten, erlaubten es.

Wir fuhren an den Feldern entlang, Fee majestätisch über allem thronend, Wilko sehr aufmerksam und vorsichtig hinter ihr, ich auf meinem eigenen Rad neben ihnen.

Bis Wilko sich daran gewöhnt hatte. Da veranstalteten wir ein Rennen und ich gewann es.

In diesen Ferien verliebte sich Claire zum ersten Mal. Ihre Augen glänzten. Alles an ihr strahlte Freude aus.

Sie hatte es also gemerkt. Und ich hatte mich so bemüht, meine Gefühle zu verbergen.

Der Mann benahm sich wie ein eifersüchtiger Liebhaber. Wenn Claire sich verspätete, lief er im Garten umher, hielt Ausschau nach ihr und sah immer wieder auf die Uhr. Es passte ihm nicht, obwohl er kein Wort darüber verlor.

Wilko hatte mir an unserm letzten Abend einen ungeschickten Kuss auf die Wange gedrückt. Und an diesem Abend hatte ich mich nicht gewaschen, um die Berührung seiner Lippen nicht zu verwischen.

»Schreiben tu ich nicht«, hatte er beim Abschied gesagt, mürrisch, um bloß keine Rührung zu zeigen. »Aber warten. Auf den nächsten Sommer. Wenn ihr wiederkommt.«

Keiner von uns hat geschrieben. Und nach Ochtersum sind wir nie wieder gefahren. Aber Wilkos Kuss konnte ich noch lange auf der Haut spüren.

Es hat aufgehört zu regnen. Ein Stück Blau hat sich ins Grau der Wolkendecke geschoben. Ich lege die Tagebücher beiseite.

Wie viele Menschen man verliert, noch bevor man ihnen wirklich nahe gekommen ist. Ich würde gern wissen, ob Wilko inzwischen auf dem Hof seiner Eltern arbeitet oder ob er sich einen anderen Beruf suchen musste, wie seine Brüder. Wahrscheinlich. Sein Vater ist noch nicht alt genug, um sich zurückzuziehen, und der kleine Hof kann nicht zwei Familien ernähren.

Ich stehe auf und ziehe die Jacke an. Die Vergangenheit ist kein Ort, an dem man sich lange aufhalten kann. Ich muss riechen, sehen, schmecken, mich bewegen.

Die Nässe steht noch in der Luft. Die Bäume und Sträucher sind blank und klar, wie rein gewaschen. Kinder flitzen mit ihren kleinen Rädern über den Rasen. Ihr Lachen weht hinter mir her.

Auf dem Tennisplatz zwei unverwüstliche Spieler, ein Mann und eine Frau, Mitte dreißig vielleicht, Franzosen, die zwei Häuser neben uns wohnen. Ich winke ihnen zu und beide rufen »Hello!« zu mir herüber.

Der Platz ist betoniert, die Betondecke an mehreren Stellen aufgerissen, hier und da sogar ein wenig gewölbt. Große Pfützen haben sich angesammelt. Nicht gerade die besten Voraussetzungen für ein Spiel, doch das Paar stört sich nicht daran. Sie spielen nicht gut, aber es macht ihnen Spaß.

Die Frau verschlägt einen Ball, der über den hohen Zaun trudelt. Sie ärgert sich nicht. Sie lacht.

Das Gras um den Tennisplatz ist hoch und verwildert. Ich suche den Ball, hebe ihn auf und werfe ihn zurück. Er ist schwer von Nässe, das ursprüngliche Gelb kaum noch zu erkennen unter dem Schmutz.

»Thank you!«

Ich winke ihnen noch einmal zu und gehe weiter.

Man bekommt einander hier kaum zu Gesicht. Die Gäste steigen in ihre Wagen, fahren weg und kommen am Abend oder in der Nacht zurück. Manchmal sieht man sie, wie sie Wäsche in die Waschküche tragen und später an die Leine hängen. Die meisten benutzen jedoch den Trockner, denn das Wetter ist zu unbeständig. Außerdem opfert man nicht gern einen wertvollen Ferientag, um sich um die Wäsche zu kümmern.

Man sollte ihn auch nicht für Streit opfern.

Es tut mir Leid, dass Jost nicht hier ist. Dass ich ihm so viel zumute. Er ist nicht der Typ, der rumhängt und Trübsal bläst. Er ist auch nicht der Typ, der andere gern rumhängen und Trübsal blasen sieht.

Ich folge dem langen, gewundenen Weg zur Straße, gesäumt von dichtem, noch tropfendem Gesträuch, Brennnesseln und wunderschönen schlanken Pflanzen mit rosavioletter Blüte.

Könnte ich mehr Begeisterung für Biologie aufbringen, wüsste ich jetzt, was ich da pflücke.

Ein Zimmer ohne Blumen ist nur ein Zimmer. Ein Tisch nur ein Tisch.

Für meine Mutter sind Wald-, Wiesen- und Wegrandblumen heilig.

»Stell dir vor«, höre ich sie sagen, »jeder würde nach Belieben und überall Blumen pflücken. In kürzester Zeit wären sie ausgerottet.«

Jeder tut es nicht, Mama.

»Und du solltest es auch nicht tun.«

Ich habe es immer getan. Ich kann nicht dagegen an.

Auch Fee hat es getan. Als sie es noch konnte.

Und als sie dazu nicht mehr fähig war, habe ich es für sie getan und ihr die Blumen auf den Schoß gelegt. Prachtvolle, leuchtende Sträuße.

Wenn ich für Fee Blumen pflückte, hat meine Mutter sich jede Bemerkung dazu verkniffen. Also habe ich für Fee Blumen gepflückt, immer und immer wieder.

Ein paar hundert Meter weiter finde ich Malven, Margeriten und Felberich und bald habe ich den Arm voller Blumen, rosaviolettweißgelb.

Ich möchte noch nicht zum Haus zurück, gehe weiter die Straße entlang, die wie eine Straße ins Nirgendwo ist. Kein einziger Wagen. Kein Spaziergänger. Rechts von mir der Wald, in dem die Vögel lärmen.

Es zieht mich zur Anlegestelle der Fähre, die zur Inchmahome Priory übersetzt. Der kleine Parkplatz leer. Hier ist so gut wie nie Betrieb.

Man ruft den Fährmann, indem man eine am Pier angebrachte Tafel, die auf der einen Seite schwarz ist und auf der andern weiß, so dreht, dass die weiße Seite zur Insel zeigt. Ich überlege, ob ich das tun soll, allein schon, um zu sehen, ob es wirklich funktioniert. Doch dann lasse ich es bleiben. Allein mit dem Fährmann auf der winzigen Insel?

Der Fährmann. Eine schwarze Gestalt, die mich übers Wasser rudert.

Ich würde es zu gern ausprobieren. Aber lieber mit einer Fährfrau. Da würde ich ganz sicher nicht im Hades landen.

Und mit Jost.

Ich werfe noch einen Blick auf die Insel, die zu weit entfernt ist, als dass ein Fährmann oder eine Fährfrau mit bloßem Auge erkennbar wären, dann kehre ich um und gehe den langen Weg zurück.

Zuerst höre ich das Aufschlagen der Tennisbälle, dann sehe ich das Motorrad.

Die rosavioletten Pflanzen ohne Namen lassen schon die Köpfe hängen. Ich stoße die Tür auf.

»Tut mir Leid wegen vorhin«, sagen Jost und ich gleichzeitig.

Er am einen Ende des Zimmers, ich am andern.

Keiner macht eine Bewegung.

»Die Blumen brauchen Wasser.« Ich halte ihm den Strauß entgegen.

»Und ich brauche dich«, sagt Jost.

In der Mitte des Zimmers greift er mir mit beiden Händen ins Haar. Die Blumen regnen uns auf die Füße.

9.

»Wenn Versöhnungen immer so sind«, sagt Jost, »dann werde ich garantiert süchtig nach Streit.« Er räkelt sich wie ein satter Kater.

Chauvinismus ist eine Fassette an ihm, die ich noch nicht kannte. Ich drücke ihm mein Kissen aufs Gesicht.

»Gnade!«, wimmert er, halb erstickt.

»Nur wenn du versprichst, solche Sätze in Zukunft nicht mal mehr zu denken.«

»Versprochen!«

Sein Haar ist struppig, sein Gesicht erhitzt. Er grinst, als wäre er zehn und hätte eine Steinschleuder hinterm Rücken versteckt.

»Dann bring mich doch auf andre Gedanken«, murmelt er und seine Augen werden dunkel.

»Also, zehn bist du ganz entschieden nicht.«

»Zehn?« Er sieht mich verständnislos an.

»Vergiss es. War nur so ein Gedanke.«

»Solche Gedanken meine ich nicht.« Jost legt mir die Hand auf die Hüfte. Besitzergreifend, selbstverständlich. Es gefällt mir nicht, dass mir das gefällt.

»Was fangen wir mit dem angebrochenen Tag an?« Ich fahre mit der Zungenspitze über seine Wimpern. Hauchzart. Mehr will ich nicht. Ihn nur spüren, nah bei mir.

»Im Bett bleiben«, sagt Jost.

»Aber wir haben nichts mehr zu essen. Der Kühlschrank ist leer wie mein Magen.«

»Du denkst immer bloß ans Essen.« Jost verschränkt die Hände hinterm Kopf. Sein Gesicht ist leer und entspannt, sein

Nach-der-Liebe-Gesicht. Wenn ich mich nur einmal so fühlen könnte, wie er im Augenblick aussieht, für ein paar kostbare Minuten. »Ich brauche nur Liebe. Und hin und wieder ein Quäntchen Luft zum Atmen. Mehr nicht.«

»Seit wann misst man Luft in Quäntchen?«

Das würde auch meine Physiklehrerin interessieren.

»Seit ich mit knapper Not dem Erstickungstod entronnen bin«, sagt Jost. »Entschuldige!« Er sieht mich betroffen an, zieht die Hände unterm Kopf hervor, lässt sie in der Luft, eine Ergebenheitsgeste.

Wirke ich auf ihn so empfindlich, dass er sich nicht mal mehr traut, das Wort *Tod* in meiner Gegenwart auszusprechen? Wo es doch täglich, stündlich in meinem Kopf ist.

»Du brauchst mich nicht wie eine Mimose zu behandeln«, sage ich. »Samthandschuhe engen die Bewegungsfreiheit ein und machen das Leben kompliziert.«

Er öffnet den Mund, um mir zu widersprechen. Doch dann lächelt er nur, ein verlegenes, unfrohes Lächeln, das vieles verschweigt.

Wir duschen gemeinsam, setzen das Badezimmer unter Wasser. Und dann fahren wir, mit noch nassen Haaren, in den nächstgelegenen größeren Ort, um einzukaufen.

Callander ist mir auf den ersten Blick vertraut. Wie eine Kindheitserinnerung, ungenau und doch präzise. Die Erinnerung an einen Duft vielleicht, dem man früher einmal begegnet ist. Callander ist wie einer dieser behaglichen, herausgeputzten Gebirgsorte, die ich aus Urlauben in Österreich kenne. Ein wenig unwirklich, fast wie erzählt.

Die Schaufenster der Andenkenläden voll von den unnützen Dingen, die man für die Touristen herstellt und die ich als Kind so anziehend und geheimnisvoll fand. Nur handelt es sich hier nicht um Wetterhäuschen, Lesezeichen aus gepressten Alpenblumen und in Acryl mumifizierte Edelweiß, sondern um Miniaturdudelsäcke, zierliche Mokkatässchen mit Lady Dianas Konterfei und das Nationalheiligtum Nessie in allen erdenklichen Ausführungen.

In den Kleidergeschäften werden vor allem Kilts, Schals, Kostüme, Wolldecken, Ponchos und Schirmmützen angeboten, alles im Schottenkaro.

»Die Muster und Farben der Kilts sind den Clans zugeordnet«, erzähle ich Jost. »Du kannst also die Zugehörigkeit eines Menschen zu einem bestimmten Clan schon an seiner Kleidung erkennen.«

»Ich sicher nicht«, sagt Jost.

»Nein. Aber die Schotten. Allerdings müssen sie dazu halbe Wissenschaftler sein, denn es gibt mehr als sechshundert Kombinationen. Und die Reinheit der Muster wird strengstens überwacht.«

»Von wem?«

»Vom Lord Lyon King of Arms in Edinburgh.«

»Dein phänomenales Gedächtnis deprimiert mich«, sagt Jost. »Wusstest du übrigens, dass ich ein Frustesser bin?«

Er verschwindet in einem Süßwarenladen hinter Pyramiden landestypischer sweets. Und kommt mit einem braunen Riegel in Klarsichtfolie zurück.

Klebrig, sehr süß, ein leichter Beigeschmack von Ingwer.

»Gewöhnungsbedürftig«, sagt Jost. Aber schon nach ein paar Metern hat er den Riegel bis auf den letzten Krümel aufgegessen.

Wir stöbern an den Ständen mit Ansichtskarten. Burgen, Schlösser, Seen. Und immer wieder die Highlands. All das wartet auf uns. Und wir können auswählen. Unserer Lust folgen. Jeder Schritt ein Vorstoß ins Unbekannte.

Am Ancaster Square das *Rob Roy and Trossachs Visitor Centre,* vor dessen Eingang sich der Strom der Besucher staut. Ein kurzer Blick zwischen Jost und mir.

Nein. Das tun wir uns heute nicht an.

Ein langer Blick. Tief in die Augen.

»Geliebte meiner siebenundzwanzig Sinne«, flüstert Jost mir ins Ohr.

Er hat mit Literatur nicht viel am Hut. Aber er ist ein Dada-Fan. Als wir uns kennen lernten, hat er mir keine dieser atemlosen, ungeschickten Liebeserklärungen gemacht, bei denen man nicht weiß, wo man hingucken soll. Er hat mir *Anna Blume* geschenkt. Geschrieben mit roter Tinte. Eingerollt in ein silbernes Band.

O du, Geliebte meiner siebenundzwanzig Sinne, ich
liebe dir! – Du deiner dich dir, ich dir, du mir. – Wir?

Ich las es in seiner Gegenwart.

Das abwartende Lächeln in seinen Augen. Das Lachen in mir. Wie jetzt.

»Wer bist du, ungezähltes Frauenzimmer?«, flüstert Jost. Sein Atem kitzelt. Die Leute werden aufmerksam. Das schert ihn nicht.

Kitzelatem. Vom Ohr zum Mund.

Du trägst den Hut auf deinen Füßen und wanderst
auf die Hände, auf den Händen wanderst du.
Hallo, deine roten Kleider, in weiße Falten zersägt.

Süß. Ein Hauch von Ingwer.

Ans Ohr zurück. Näher.

»Blau ist die Farbe deines gelben Haares«, flüstert Jost mir bis ans Trommelfell. »Rot ist das Girren deines grünen Vogels.«

Meine Lippen fangen seine. Sollen die Leute doch gaffen.

Anna Blume! Anna, a-n-n-a, ich träufle deinen Namen.
Dein Name tropft wie weiches Rindertalg.

Ich kenne es auswendig. Unser Liebesgedicht. Es hängt über meinem Bett und jedes Mal, wenn ich mein Zimmer betrete, fällt mein Blick darauf. Jedes Mal das Lächeln in mir.

Jost hebt mich hoch und wirbelt mich herum. »Du tropfes Tier, ich liebe dir!«

Wieder auf dem Boden angekommen, verstecke ich das Gesicht an seiner Schulter. Hoffentlich sind keine deutschen Urlauber in der Nähe. Tropfes Tier! Sie werden Jost für pervers halten. Zumindest aber für reichlich sonderbar.

Und Rindertalg träufelt streicheln über meinen Rücken.

Wir finden einen kleinen coffee shop, märchenhaft verwunschen. Heller Sandstein, Tür und Fenster umspielt von leuchtend gelben Rosen. Vor der Treppe und auf den Stufen Tonkübel in allen Größen, aus denen in mediterraner Fülle Blüten quellen.

Erwartungsvoll öffnen wir die Tür und betreten einen nüchternen und kühlen, fast hässlichen Raum, der fatale Ähnlichkeit mit einer Imbissstube hat.

Auf Josts Gesicht spiegelt sich meine Enttäuschung. Doch dann fällt mein Blick auf das reichhaltige Angebot an Torten, Törtchen und Kuchen. Josts Blick ist meinem gefolgt. Und wir beschließen zu bleiben.

Es gibt nur wenige Tische und keiner ist frei, sodass wir uns zu einem älteren Ehepaar setzen. Amerikaner auf Europareise, wie wir erfahren, beide sehr gepflegt, wohlhabend offenbar, und nach ihren ersten Worten leider wenig gesprächig. Nach einem halbherzigen »And where do you come from?«, einem freundlichen, aber unverbindlichen »How do you like Scotland?« und einem wenig aussagekräftigen »Most of all we enjoyed the Highlands« versandet die Konversation und reduziert sich auf ein gegenseitiges Lächeln dann und wann.

Der Schokoladenkuchen, den wir uns ausgesucht haben, ist aus Vollkornmehl gemacht und schmeckt ähnlich wie der, den meine Mutter in der Weihnachtszeit backt, gewürzt mit Nelken und Zimt.

Jost kennt den Weihnachtskuchen meiner Mutter. Seine Gedanken haben denselben Weg eingeschlagen wie meine.

»Sollten wir nicht doch mal zu Hause anrufen?«, fragt er vorsichtig.

»Nein.«

Es war schwierig, meinen Eltern die Erlaubnis für diese Reise abzuringen. Erst recht zu meinen Bedingungen. Und ich bin noch lange nicht so weit, sie wieder aufzugeben.

»Du bist siebzehn«, sagte meine Mutter.

Das *Erst* verschluckte sie. Es war auch gar nicht nötig, es auszusprechen. Es schwang unhörbar mit.

»Noch nicht volljährig«, fügte mein Vater umso deutlicher hinzu. Er hob nicht den Zeigefinger, dafür jedoch die Augenbrauen, was auf dasselbe hinauslief.

Er kann nicht verleugnen, dass er Jurist ist. Jedes Problem beleuchtet er von allen Seiten. Ist Pedant genug, um die Stimme des Gesetzes jederzeit im Ohr zu haben, andrerseits einfallsreich genug, um die Maschen des Gesetzes zu finden, durch die er bei Bedarf schlüpfen kann.

»Das ist pharisäerhaft«, hielt ich ihnen entgegen. »Wenn wir mit einer Jugendgruppe verreisen würden, hättet ihr keinen Einwand.«

Fees Tod hätte uns zusammenrücken lassen sollen. Stattdessen war ein leerer Raum zwischen uns entstanden. Es hätte uns den Rest unserer Kraft gekostet, ihn zu überwinden. Also hatten wir es gar nicht erst versucht.

Zum ersten Mal saßen wir an diesem Abend bei einem Gespräch zusammen und es zerfloss uns unter den Händen.

Ein langwieriges Hin und Her, ein heftiges Für und Wider. Die Emotionen bloßgelegt. Das unerwartete Einlenken meiner Eltern, ihre vollständige Kapitulation, hatte ich wohl ihrer Erschöpfung zu verdanken und ihrer schmerzlich gewonnenen Fähigkeit, zwischen Wesentlichem und Unwesentlichem zu unterscheiden.

Es war kein Sieg, auf den ich stolz war. Es war überhaupt kein Sieg. Jedenfalls empfand ich es nicht so.

Ich hatte mir den Schlüssel erkämpft, der es mir ermöglichte, dieses Haus zu verlassen, in dem der Schmerz sich eingenistet hatte, überall spürbar war.

Wahrscheinlich hätten meine Eltern weniger Bedenken gehabt, wenn ich sie gebeten hätte, mich mit Albert verreisen zu lassen. Sie mögen Jost, aber eine Verbindung mit Albert wäre ihnen lieber gewesen.

Fee hatte ihn geliebt. Dadurch war er für meine Eltern zu einem Stück von ihr geworden. Kostbar.

Jost verhielt sich von Anfang an distanziert. Zuerst holte er mich nur ab und brachte mich wieder nach Hause. Dann saß er mit uns in der Küche, abwartend, still. Er sprach Fee nicht an, als hätte er Angst vor einer Zurückweisung.

Fee reagierte nicht auf ihn. Als er häufiger zu uns kam, nahm sie das hin, wie sie das Kommen und Gehen von Frau Bresser hinnahm, die uns beim Putzen half. Und mit den Monaten wurde Jost unmerklich Teil ihres Lebens. Er gehörte zu mir. Wie eine Gewohnheit, eine Eigenart. Und was zu mir gehörte, das gehörte auch zu ihr.

Die Einstellung meiner Eltern andern Menschen gegenüber wurde vor allem dadurch bestimmt, wie Fee mit ihnen zurechtkam. Da Fee sich Jost gegenüber indifferent verhielt, blieben auch meine Eltern indifferent. Sie waren freundlich zu ihm, öffneten ihm aber nicht die Arme. Und erst recht nicht ihr Herz.

Das öffneten sie nur Albert. Weit.

»Du magst Albert sehr, nicht wahr?«, fragte meine Mutter mich, nachdem ich Jost gerade kennen gelernt hatte.

Ja. Ich mochte Albert. Mehr als jeden andern. Ich liebte ihn sogar. Auf meine Weise.

Ich nickte.

»Wie einen Bruder«, sagte ich.

Meine Mutter backte gerade einen Buttermilchkuchen, in unserer Familie das Suchtmittel schlechthin. Er hatte kaum Zeit, auf dem Rost abzukühlen, da war er schon zur Hälfte vertilgt. Die zweite Hälfte überlebte nicht einmal den nächsten Tag.

»Wie einen Bruder«, wiederholte meine Mutter und rührte die Mandeln, die sie mit Butter und Zucker in der Pfanne röstete. Das war keine Feststellung. Es war eine Frage.

»Ich könnte mich nicht in ihn verlieben«, schob ich nach.

Meine Mutter inspizierte aufmerksam den Teig im Backofen. Die Zubereitung eines Buttermilchkuchens ist eine hochsensible Angelegenheit. Der Zeitpunkt zum Aufstreichen der karamellisierten Mandeln muss exakt gewählt werden.

»Warum nicht? Er sieht gut aus, ist intelligent und einfühlsam.«

So weit hatte meine Mutter sich noch nie vorgewagt. Dass sie es tat, zeigte mir, dass sie schon begonnen hatte, sich eine Geschichte zwischen Jost und mir vorzustellen. Und dass diese Vorstellung sie nicht glücklich machte.

»Es wäre wie ... Inzest«, sagte ich.

Sie nahm das Blech aus dem Ofen und verteilte die Mandeln auf dem Teig. Der Duft war überwältigend. Ich klaubte einen Brocken Mandelmasse aus der Pfanne und verbrannte mir die Finger.

»Ein starkes Wort«, sagte meine Mutter, ganz auf das konzentriert, was ihre Hände taten. Ich hatte sie immer um diese Hände beneidet. Meine sind klein und breit, Kinderhände, untauglich für Schmuck oder Nagellack. Untauglich fürs Erwachsensein.

»Ich zittere nicht, wenn ich mit Albert spreche«, sagte ich. »Und wenn er mich berührt, krampft sich nichts in mir zusammen.«

Meine Mutter schob das Blech wieder in den Ofen, wusch sich die Hände und setzte sich zu mir an den Tisch.

»Und Albert?«, fragte sie.

»Der sieht das garantiert genauso. Er ist mein großer Bruder, ich bin seine kleine Schwester und daran wird sich in hundert Jahren nichts ändern. Er würde sich schieflachen über die Vorstellung, sich in mich zu verlieben.«

»Bist du sicher?«

Wie beiläufig sie das fragte. Und wie viele Andeutungen in ihrer Frage steckten.

Albert und ich? Das konnte sie doch nicht wirklich denken.

»Er sieht dich nicht an wie ein Bruder«, sagte sie. Und weil sie mich offenbar für begriffsstutzig hielt, wurde sie deutlicher. »Ist dir noch nicht aufgefallen, dass er Jost aus dem Weg geht?«

Es hatte tatsächlich kaum längere Zusammentreffen zwischen Albert und Jost gegeben, aber ich hatte mir nichts dabei gedacht, tat es noch immer nicht.

»Das bildest du dir ein«, sagte ich. »Reiner Zufall.«

Sie kam nie wieder darauf zu sprechen.

Albert ging weiter bei uns ein und aus, allmählich auch Jost, und ich nahm jetzt wahr, dass sie keine Berührungspunkte hatten.

»Verschiedene Welten«, tat Albert das achselzuckend ab, als ich ihn darauf ansprach.

»Nicht die gleiche Wellenlänge«, sagte Jost.

Punkt.

Sie gingen höflich miteinander um. Höflich genug, um einander nicht nahe zu kommen.

»Wir könnten Albert schreiben«, sage ich.

Die amerikanische Dame hat sich ein zweites Stück Torte bestellt, cremeweiß und pink, auf einer Sahnerosette eine vogelbeerrote Kirsche. Sie angelt die Kirsche herunter und zerkaut sie genüsslich, bevor sie die Spitze mit der Kuchengabel kappt.

Leider gehöre ich nicht zu den Glücklichen, die essen können, ohne auf ihr Gewicht zu achten, und so schaue ich nicht länger sehnsüchtig auf ihren Teller, sondern lieber in Josts Gesicht.

Das strahlt Desinteresse aus.

»Immerhin haben wir ihm zu verdanken, dass wir in Schottland sind«, sage ich. »Wenigstens zum Teil.«

Auch Alberts Anteil an unserer Reise ist für Jost nicht von Interesse. Mit unverhohlenem Überdruss lässt er meine Worte verpuffen. Er sieht nach rechts, nach links. Seine Finger trommeln auf sein Knie.

Desinteresse? Oder doch eine Spur von Eifersucht?

Normalerweise spreche ich aus, was mir durch den Kopf geht. Bin mit dem Mund oft schneller als mit den Gedanken. Aber Josts Miene ist so undurchdringlich, dass mir die Worte nicht über die Lippen kommen.

Er trinkt seinen Kaffee aus.

»Können wir?«

Wir lächeln dem Ehepaar zu. »Goodbye.«

Sie lächeln zurück. »Have a nice time.«

Smalltalk. Ein grenzübergreifendes Phänomen. Die hohe Kunst, mit Worthülsen zu jonglieren. Wir haben das noch getoppt. Smallest talk.

»Lust auf Rob Roy und seine Heldentaten?«, frage ich draußen.

»Keine überwältigende«, antwortet Jost.

Spürt er denn nicht diese Unrast in mir? Die mich seit Fees Tod immer wieder überfällt und umtreibt, wenn ich nicht gerade wie gelähmt dasitze und in mich hineinhorche?

Ich bin kein Mensch der Extreme. Ich brauche eine Mitte. Diese Mitte hat mir meine Familie gegeben und jetzt ist sie mir genommen worden.

Ablenkung. Ich brauche sie dringend. Red Robert MacGregors Geschichte könnte sie mir geben.

Der Himmel hat sich wieder bezogen.

Graugraugrau.

Gleich werden die ersten Tropfen fallen, die ersten Schirme aufgespannt werden.

Fee hat es gemocht. Das Klopfen auf dem Schirm. Das Prasseln auf dem Dach. Wie andächtig sie lauschte. Als wäre es Musik.

Nur dass der Himmel grau war, wenn es regnete, das wollte sie nicht hinnehmen.

Aber Regen aus blauem Himmel, das gibt es nicht, Fee. Höchstens im Sommer. Manchmal. Doch dann hat der Regen nicht genug Kraft, um Geräusche zu machen.

Dafür streichelt er dein Gesicht.

Streichelte. Vergangenheit.

Aber ich kann doch nicht in der Vergangenheit an dich denken! Mit dir sprechen!

Ich ringe nach Luft.

Jost bleibt stehen. Fasst mich an den Schultern. Schüttelt mich.

»Claire!«

Aus den Augenwinkeln sehe ich, dass die Leute einen Bogen um uns machen. Sehe ihre Blicke. Verstohlen. Nicht offen. Nicht direkt.

»Claire! Sieh mich an!«

Die Angst in seinen Augen.

Und die Angst in mir.

Wovor fürchte ich mich?

Dieser Druck in meinem Kopf. Als wollte er die Schädeldecke sprengen.

»Claire!«

Jost hebt die Hand.

Und schlägt mir ins Gesicht.

Mein Atem stockt. Etwas explodiert hinter meiner Stirn. Und dann bekomme ich wieder Luft. Atme, atme, atme.

Lege den Kopf an Josts Schulter und weine.

10.

In der Nacht hatte sie mehrmals aufstehen müssen, um nach Fee zu sehen, und am Morgen war sie so erschöpft, dass es ihr Mühe machte, das Frühstück zuzubereiten. Ihre Hände bewegten sich wie losgelöst von ihrem Körper, langsam und umständlich, wie die Hände einer alten Frau. Schlafmangel brachte sie sehr schnell an ihre Grenzen. Aber nicht nur er. Die Grenzen rückten immer näher, auch wenn sie es nicht wahrhaben wollte.
Das war einmal anders gewesen. So viele Illusionen. Und jeder Sonnenstrahl hatte sie ihre Jugend fühlen lassen.
An diesem Morgen kam ihr sogar das Licht müde vor. Als wäre der Sommer schon ausgelaugt, bevor er überhaupt richtig begonnen hatte.
Nach dem Duschen ging es ihr besser. Das Haar noch feucht und nach Kamille duftend, beseitigte sie die Spuren des Abends, stellte die Kerzenleuchter in den Schrank zurück, brachte die Weinflasche zum Leergut in den Keller, die Gläser in die Küche, wischte den Couchtisch ab. Sie sammelte die schmutzige Wäsche auf, machte die Betten, lüftete die Zimmer, gab den Kübelpflanzen auf der Terrasse Wasser.
Alle waren gleichzeitig ausgeschwärmt. Claire mit dem Fahrrad, der Mann mit dem Auto und Fee mit dem Schulbus. Und hatten Stille zurückgelassen.
Die Frau liebte diese Stunden, in denen sie allein war und jeden Raum des Hauses, jede Minute für sich hatte. An manchen Tagen zelebrierte sie ihr Alleinsein regelrecht. Ohne den Anflug eines schlechten Gewissens.
Anfangs hatte sie gemeint, nur sie sei für Fee verantwortlich

und müsse diese Verantwortung rund um die Uhr tragen. Schritt für Schritt hatte sie lernen müssen, einen Teil der Verantwortung abzugeben. Und Schritt für Schritt einen Teil ihrer Freiheit zurückgewonnen.
Allmählich gehörten die Handgriffe wieder zu ihr, konnte sie Geräusche ertragen. Sie drehte das Radio an, leise, gerade so laut, dass sie die Musik und die überaus muntere Morgenstimme des Moderators noch hören konnte, während sie ihren Gedanken nachhing.
Sie wurde für ihre Kraft bewundert. Das bedeutete aber auch, dass man diese Kraft von ihr erwartete. In der MPS-Gruppe hatte sie so etwas wie eine Vorbildfunktion.
Die Frau misstraute Vorbildern, was mit ihrer Erziehung in einer Klosterschule zusammenhing, wo sie mit den Biografien sämtlicher Märtyrer und Märtyrerinnen traktiert worden war. Die Augustinerinnen, die sich selbst als heilige Frauen *bezeichneten, Märtyrerinnen von heute. Sie starben nicht mehr für ihren Glauben, aber sie opferten ihm ihr Leben.*
Mit Schaudern dachte sie an die ewig lächelnden Gesichter zurück. An die weißen Hände, die sie gegen ihren Willen berührten und sich dann wieder in den weiten schwarzen Ärmeln versteckten.
Sie war erwachsen geworden und aus der katholischen Kirche ausgetreten. Nie hatte sie seither Vorbilder anerkannt, nie verstanden, wozu die Menschen sich Idole suchen. Und doch waren sie zur MPS-Vorzeigefamilie geworden. Sie hatte nie begriffen, warum.

Die MPS-Gruppe. Meine zweite Familie. Meine Wahlverwandtschaft.

Wahrscheinlich haben wir Glück gehabt mit der speziellen Konstellation dieser Gruppe. Das finden wir alle. Und wir alle finden auch, wir hätten dieses Glück verdient.

Außenstehende glauben oft, wir würden unentwegt in Trauer schwelgen. In Selbstmitleid zerfließen. Aber das stimmt nicht. Ganz im Gegenteil.

Es gibt keine Tabus. Wenig Schwarz und Weiß. Das Leben und der Tod begegnen sich bei uns und der Schmerz hat ebenso seine Berechtigung wie die Freude. Und die Hoffnung. Vor allem die Hoffnung.

In den vergangenen Jahren hatte Fee diese Hoffnung verkörpert. Viele der Kinder waren früh gestorben, aber Fee überlebte ihre Diagnose. Jahr für Jahr. Und wenn Fee älter werden konnte, als die Ärzte vorausgesagt hatten, dann konnten es auch andre schaffen.

Wir brauchten für unsere Hoffnung keine Kristallkugel. Keinen Kaffeesatz. Brauchten kein Handauflegen und keine Religion.

Wir hatten Fee.

Es wurden Vorträge organisiert, Feste und Ausflüge. Das Aufsehen, das wir in der Öffentlichkeit erregten, war im Schutz der Gruppe leicht auszuhalten.

Nein. Nicht nur das. Manchmal hatte ich das Gefühl, über den Dingen zu stehen. Im Besitz einer Wahrheit zu sein, die nur wir kannten.

Nicht wir waren Aufsehen erregend, sondern die andern, diejenigen, die nie mit MPS in Berührung gekommen waren. Die nie einen Rollstuhl geschoben, nie einen behinderten Menschen gestützt oder getragen hatten. Die nicht wussten, wie das ist, wenn ein Mensch sein Leben lang gefüttert, gebadet, gewindelt und angezogen werden muss. Die nicht einmal das Wort *Behinderung* aussprechen konnten, ohne zu stocken.

Meine Mutter wurde tatsächlich als Vorbild gesehen. Neben Fee war sie die Seele der Gruppe. Ihre Stärke, ihre ansteckende Heiterkeit, ihre Nähe zu Fee und auch zu den anderen MPS-Kindern hatte etwas, was vor allem die neuen Mitglieder überwältigte.

Sie nahm sie unter ihre Fittiche, erklärte ihnen geduldig, was sie wissen wollten, tröstete sie, brachte sie zum Lachen, ließ sie weinen, wenn ihnen danach zu Mute war, und gab ihnen nach und nach die Zuversicht zurück, die sie auf der langen Reise durch die Wartezimmer der Ärzte verloren hatten.

Es gab nur eines, was sie fuchsteufelswild machte: Eltern, die ihre behinderten Kinder behandelten wie Säuglinge oder Debile. Sie wurde nicht müde, dagegen anzugehn.

Nie unterhielt sie sich mit Eltern, die hinter dem Rollstuhl ihres Kindes stehen blieben. Immer ging sie zuerst um ihn herum, begrüßte das Kind und blieb während des Gesprächs mit ihm in Kontakt.

»Wie kann man von der Umwelt sensible Reaktionen erwarten, wenn die Betroffenen selbst nicht dazu fähig sind?«, fragte sie mich einmal.

»Ich erwarte keine sensiblen Reaktionen von der Umwelt«, sagte ich.

Wir waren nach einem Treffen auf dem Heimweg. Meine Mutter bremste abrupt und brachte den Wagen am Straßenrand zum Stehen.

»Das ist nicht dein Ernst?«

»Doch. Mein völliger Ernst.«

Fee hinter uns war eingenickt. Es war ein anstrengendes Treffen gewesen. Eine neue Familie war zu uns gestoßen, vier fremde Gesichter. Das hatte Unruhe in die Gruppe gebracht, denn das neue MPS-Kind hatte keinen guten Tag gehabt.

»Was für Reaktionen erwartest du dann?«, fragte meine Mutter in einem Tonfall, der eine längere Auseinandersetzung ankündigte.

Ich war mit den Blicken meiner sensiblen Umwelt aufgewachsen. Oft war es mir so vorgekommen, als führten wir ein Leben hinter Glas. Zur Besichtigung freigegeben.

»Keine andern als die, die ich zur Genüge kenne«, sagte ich heftig.

»Pscht!« Meine Mutter drehte sich nach Fee um. »Du weckst sie noch auf.«

Fees Kopf war zur Seite gesunken. Ich konnte hören, wie sie atmete. Eine Welle von Zärtlichkeit überrollte mich.

»Hast du dir den kleinen David angesehen?«, fragte meine Mutter.

Ich nickte. Natürlich hatte ich ihn mir angesehn. Sechs Jahre alt. Das volle, weiche, etwas struppige Haar aller MPS-Kinder. Und seine Augen! Diese Augen waren der wirkliche Grund für meinen Zorn.

»Hast du seine Augen gesehen?«, fragte meine Mutter, die Gedankenleserin.

Ich rieb mir übers Gesicht. Warum fuhr sie nicht weiter? Ich hatte nur einen Wunsch, endlich ins Bett zu kommen und diese Augen zu vergessen. Fahr endlich. Fahr!

»Und hast du gesehen, wie seine Eltern mit ihm umgehen?«

Ja doch. Ich war schließlich nicht blind. Sie hatten die ganze Zeit über seinen Kopf hinweggeredet. Einen stummen, toten Raum um ihn geschaffen. Und ihn darin vergessen.

»David und Goliath«, murmelte ich. »Nur dass dieser David nicht kämpft.«

»Oh doch.« Meine Mutter fädelte sich wieder in den Verkehr ein. »Und wie er kämpft. Seine Augen verraten es. Aber wenn wir ihm nicht helfen, wird er den Kampf verlieren.«

Er hatte eine einzige Chance. Seine kleine Schwester Janina. Die den Unterschied zwischen krank und gesund noch nicht kannte. Die selbst gesund war.

Immer wieder war sie von ihren kurzen Krabbelausflügen zu ihm zurückgekehrt. Hatte ihn berührt. Auf ihn eingeplappert. Ihn geküsst. Hatte seine Augen aufleuchten lassen und für einen Moment diese entsetzliche Mischung aus Wut, Verzweiflung, Trauer und Resignation daraus verschwinden lassen.

»Die Umwelt«, sagte meine Mutter, »fängt in unserer Gruppe an. Sie ist Teil unserer Gruppe. Du kannst das nicht trennen.«

Ich legte den Kopf zurück. In solche Gespräche verwickelten wir uns wieder und wieder. Es führte zu nichts. Wir würden nie zu einer Einigung kommen.

»Claire!«

Warum ließ sie mich nicht in Ruhe? Warum musste sie alles und jeden missionieren? Was wollte sie von mir? Meine Nerven waren angespannt wie ein straff gezogenes Haar. Zum Teufel mit den Übermüttern!

»Ich trenne nicht. Die andern tun es. Du kennst meinen Standpunkt.«

»Himmel! Du kannst dich nicht wie eine halsstarrige alte Frau hinter deinen Standpunkten verschanzen. Du bist jung, Claire. Jung genug, um deine Standpunkte zu überdenken und sie, wenn nötig, zu korrigieren.«

»Wenn nötig«, wiederholte ich. »Aber dass es die andern sind, die trennen, deine hochsensible Umwelt nämlich, das steht für mich fest. Da gibt es nichts zu korrigieren. Also bau ich mir mein Mäuerchen auf und schütze mich. Dazu hab ich jedes Recht der Welt.«

Diesmal bremste meine Mutter nicht ab. Sie trat aufs Gaspedal, dass der Wagen einen Satz nach vorn machte. Was sie dann sagte, klang ganz unaufgeregt. So ruhig, dass ich ihre Erregung umso stärker spürte.

»Mauern schützen nicht nur, Claire.«

Das wusste ich längst. Deshalb gab es in meiner Mauer ja eine schmale Tür. Den Schlüssel dazu gab ich jedoch nur wenigen Menschen.

Und manchen nahm ich ihn auch wieder ab. So wie jetzt meiner Mutter.

»Reiß sie ein«, sagte sie. »Bitte, Claire! Ohne die Mauer hast du einen wunderbar weiten Blick.«

Sie konnte ja nicht ahnen, dass ich manchmal auf meiner Mauer saß, die Beine baumeln ließ und umhersah.

Aber den Absprung würde ich so bald noch nicht schaffen.

»Soll ich dir ein Bad einlaufen lassen?«

Jost setzt sich zu mir aufs Sofa. Ich rücke ein Stück nach hinten, um es ihm bequemer zu machen. Widerstrebend eigentlich. Es ist nicht viel Platz für ihn zwischen meinen Gedanken. Nicht im Augenblick.

Die Frau liebte es, lange und ausgiebig zu baden. Entspannung war es, was sie vor allem brauchte, Leere im Kopf, die Glieder ganz leicht, fast schwerelos.

»Ein schönes heißes Bad. Das wird dich wieder auf die Beine bringen.«

Dabei war er es, der mir Ausruhen auf dem Sofa verordnet hat. Der fürsorgliche Jost, noch immer ganz erschrocken von ... von was? Meinem Anfall?

Sie schloss die Augen und stellte sich eine riesige weiße Wand vor, ein Zaubermittel, das jedes Mal half. Manchmal konnte sie dabei Musik hören, irgendwo in ihrem Kopf. Anfangs hatte sie das beunruhigt, doch dann hatte sie sich daran gewöhnt. Sie zog es vor, sich mit ihren Gespenstern zu arrangieren, denn vertreiben ließen sie sich nicht.

»Soll ich?«

»Du hast mich geschlagen«, sage ich.

Jost senkt den Kopf. Er hat noch nie jemanden geschlagen. Hatte immer Angst vor Gewalt. Ist schon früher jeder Rauferei aus dem Weg gegangen.

»Ich wusste mir keinen Rat.« Er knetet seine Finger. Traut sich kaum, mir in die Augen zu sehn. »Bist du mir böse?«

Die Wolldecke aus dem Schlafzimmerschrank, mit der er mich zugedeckt hat, kratzt am Hals. Sie riecht muffig und grau. Wahrscheinlich liegt sie seit einer Ewigkeit unbenutzt an ihrem Platz. Aber sie wärmt. Hat der Kälte den Garaus gemacht, die von innen über mich hergefallen war, bis sogar meine Finger sich steif und klamm anfühlten.

»Du bist mir böse.«

Jost legt mir die Hand auf die Hüfte. Nicht fordernd diesmal, ganz behutsam und leicht, so, dass ich die Berührung kaum spüre.

Die Leere im Kopf, die Musik in einem fernen Winkel ihres Gehirns, ein Leckerbissen für jeden Psychiater.

»Ich muss mich wohl eher bei dir bedanken«, sage ich.

In meinem Kopf war keine Leere, als wir auf der Straße in Callander standen. Nicht die Spur davon. Er war zum Bersten angefüllt mit etwas Fürchterlichem, das mir noch immer Angst einjagt.

»Tu das nicht.«

»Was?«

»Dich bedanken. Dann schäme ich mich noch mehr.«

Er küsst mich auf die Stirn. Wie ein Bruder. Wie Albert es oft tut.

»Und jetzt ein Bad?«

Das Wasser musste so heiß sein, dass sie es eben noch aushalten konnte. Sie blieb darin liegen, bis ihr die Schweißperlen auf die Stirn traten.

»Okay. Wär bestimmt nicht schlecht.«

Dankbar trottet er ins Badezimmer. Ich höre den Wasserhahn quietschen, das Wasser einlaufen. Während ich es mir auf dem Sofa wieder gemütlich mache, strecken auch meine Gedanken wieder die Beine aus.

Ich bade nicht gern. Die Badesucht meiner Mutter habe ich nie verstanden, dieses immer wiederkehrende Entspannungsritual. Es konnte passieren, dass sie mitten in der Nacht auf den Einfall kam, sich in die Wanne zu legen.

Auch jetzt werde ich nur baden, um Jost eine Freude zu machen. Ich höre ihn summen und zwischen Bad, Schlafzimmer und Küchenzeile hin und her gehen. Die Augen geschlossen, höre ich ihm nach, versuche herauszufinden, wo er gerade ist, was er tut.

Eines meiner Kinderspiele. Geräusche erraten.

Wenn sie aus der Wanne stieg, wurde ihr schwindlig. Sie wusste, dass es gefährlich war, so heiß zu baden, aber sie tat es immer wieder. Es war wie ein Zwang.

»Fertig.«

Jost steht vor mir wie ein Butler. Bereit, mir jeden Wunsch von den Augen abzulesen.

Wenn ich drei Wünsche frei hätte …

Ich würde nur einen einzigen aussprechen.

Fee.

Brav folge ich meinem Butler ins Bad.

Drei Kerzen auf dem Rand der Wanne. Pfirsichfarben.

Ich erinnere mich daran, dass Fee, als sie einmal eine solche Kerze in die Finger bekam, hineingebissen hat. Sie spuckte den falschen Pfirsich nicht aus. Zerkaute ihn und schluckte ihn hinunter. Damals war sie sieben oder acht.

Zwei Gläser. Rotwein. Funkelnde flüssige Rubine. Käse und Obst. Auf einem Holzteller Brot. Und auf dem grünen Wasser ein weißes Schaumgebirge.

»Wo hast du das alles aufgetrieben? Und wann?«

Jost reibt sich die Hände. Ein Kind, das die Spannung kaum noch erträgt.

»Ich war noch mal kurz weg, als du geschlafen hast.«

Und dann saß sie im Bademantel am Fenster. Der Mann brachte Gläser und Wein. Er suchte eine CD aus. Dunkelheit draußen, die Kinder im Bett, Kerzen auf dem Tisch. Die

Flammen brannten ruhig und sprenkelten die Wände mit freundlichen Schatten.
Eine Weile blieb sie so, ganz bei sich. Sie hatte keine Eile. Das Buch, in dem sie lesen wollte, würde auf sie warten. Die Fensterscheibe spiegelte das Zimmer wie einen zweiten Raum, in dem sie aber auch zu Hause war. Spiegelte den Körper des Mannes. Die Frau lächelte. Er bewegte sich lieber in wirklichen Räumen.
Solche Abende gaben ihr die Kraft zurück. Abende, an denen Fee schlief, für wenige, unersetzliche Stunden.

Wir liegen unter dem kühlen, knisternden Schaum. Essen. Trinken. Lachen.

Und sehen uns an.

»Du hast eine Menge mit mir auszuhalten«, sage ich.

»Nicht annähernd so viel, wie du selbst auszuhalten hast«, sagt Jost.

In einer Badewanne haben wir noch nie miteinander geschlafen.

»Jost?«

»Hmmm.«

»Wir haben noch nie …«

Sein Gesicht schwimmt auf mich zu, das Kinn unterm Schaum verborgen.

»Aber jetzt«, sagt er.

11.

»Hier in Stirling hat vor wenigen Jahren ein Amokläufer eine Schule überfallen und haufenweise Kinder erschossen.«

Haufenweise Kinder. Eine reichlich kaltschnäuzige Art, Tote zu zählen. Dabei hat sie die Haare eines Engels und das Gesicht einer Madonna. Weißliches Blond. Porzellanhaut. Und die grünsten Augen, die ich je gesehen habe.

Sie heißt Tamara und studiert Psychologie in Bonn. Daneben scheint sie mehrere Rhetorikkurse absolviert zu haben, denn sie redet ununterbrochen, und das bühnenreif.

Jetzt sieht sie an den malerischen Fassaden der Häuser entlang. Kaut auf einer Haarsträhne. Lässt ihre Mitteilung wirken.

Ich erinnere mich an ein Foto in der Zeitung. Ein Blumenmeer vor der Schule. Ein schwarzer Zaun. Weinende Eltern. Trauernde Schüler. Ich weiß noch, dass ich damals dachte: Es gibt keinen sicheren Ort mehr. Nirgends.

Eine trügerische Idylle. Sprossenfenster. Blumenkästen, aus denen Geranien fließen wie kleine bunte Wasserfälle.

Wir sitzen vor einem Restaurant. An einem von vier runden Tischen, die hier aufgestellt sind, Korbgeflecht, dunkelgrau lackiert, ebenso wie die Stühle. Die Tassen stehen ein wenig kipplig und man muss aufpassen, dass man nicht gegen die Tischbeine stößt.

Vor uns ein kleiner Platz, an dessen Rand Wagen parken. In der Mitte eine restaurierte Kanone, die gerade von Urlaubern fotografiert wird. Eine spanische Familie. Mutter vor der Kanone. Vater hinter der Kanone. Die Kinder auf der Kanone.

Benedikt, Tamaras ernster, zurückhaltender Freund, betrachtet das Spektakel mit hochgezogenen Augenbrauen.

»Psychopathen«, sagt Tamara verächtlich.

Psychopath scheint eines ihrer Lieblingsworte zu sein. Sie hat schon ihren Vater damit beschrieben, die meisten ihrer Professoren und die gesichtslose Menge ihrer Kommilitonen.

»Macht sich doch gut auf heimischen Dia-Abenden.«

Jost nippt vergnügt an seinem Tee. Es war seine Idee, das Paar an unsern Tisch einzuladen. Vielleicht haben ihm die zu grünen Madonnenaugen gefallen. Oder die Motorradkluft der beiden. So was verbindet.

Die Kinder, zwei Mädchen im Vorschulalter, haben die Kanone inzwischen zu einem Pony umfunktioniert, aber sie müssen ihr Spielzeug aufgeben. Jetzt wird die Burg besichtigt. Und keine Widerrede.

Maulend ziehen sie hinter den Eltern her, schleifen ihre Jacken über den Boden. Es geht steil bergauf und es ist heiß in der Sonne. Nicht gerade die idealen Voraussetzungen, um in ihnen die Liebe zu Burgen zu wecken.

»Fragt mich nicht, wie ich in Bonn gelandet bin«, sagt Tamara, obwohl niemandem eine solche Frage in den Sinn gekommen wäre. »Abgrundtiefe, finsterste Provinz.« Sie seufzt. »Ich will unbedingt mal für ein Jahr nach Amerika oder so.«

»Oder so?«, frage ich.

Sie hebt die Schultern, lächelt mich entwaffnend an, danach Jost und dann Benedikt, der lieber Ben genannt werden möchte.

»Aber irgendwie ist ja die ganze Welt ein Nest«, sagt sie. »Da fährt man in die Einöde Schottlands und wem begegnet man? Deutschen.«

Einöde.

Mir ist in der Tat unerklärlich, warum sie sich Schottland als Reiseziel ausgesucht hat. Ich könnte sie mir eher in einem dieser Ferienclubs vorstellen, in denen spritzige Animateure die Freizeit ihrer Gäste verwalten. Eine vor Einheimischen gut geschützte Anlage mit vergissmeinnichtblauem Pool und regenbogenfarbenen Longdrinks unter Palmenwedeln.

Auf einmal finde ich mich ganz unausstehlich. Dieses Mädchen hat mir nichts getan, außer dass sie mich langweilt. Vielleicht langweile ich sie ja auch. Seit der Zufall uns an diesem Tisch zusammengeführt hat, sitze ich da und habe kaum ein Wort gesagt.

Ich suche nach etwas, was für sie spricht.

Sie studiert Psychologie. Setzt das nicht zumindest voraus, dass sie sich für Menschen interessiert? Sie hat sensible Hände, das immerhin, lange, schmale Finger mit kurz geschnittenen Nägeln. Kein Nagellack. Keine Ansammlung von Schmuck. Nur ein schlichter schmaler Silberring mit einem Türkis.

»Ich habe hier erst einmal eine Deutsche getroffen«, erzähle ich, um einen Anfang zu machen.

Jost und Ben fachsimpeln über Motorräder. Reinstes Fachchinesisch. Zeichnen Skizzen auf Bierdeckel und Servietten.

»Ein kleines Mädchen, fünf oder sechs Jahre alt.«

Ich denke an Ele und ihre Oma. An den Kater, den heimgekehrten Streuner mit dem zerfetzten Ohr.

»Sie glaubte, dass Feen unsterblich sind.«

»Sind sie das denn nicht?«

»Niemand ist unsterblich.«

»Hast du ihr das gesagt?«

»Ja.«

»Und hat sie es akzeptiert?«

»Nein.«

»Das ist gut. Dann ist sie stark.« Tamara beugt sich zu mir vor, ganz konzentriert mit einem Mal. »Ich will mich später auf Kinder spezialisieren. Die Wehwehchen der Wohlstandsbürger interessieren mich nicht die Bohne.«

Ich schicke ein vorsichtiges Lächeln in ihre Richtung. Früher hat mein Vater mir immer gesagt, es gebe zu jedem Menschen eine Brücke. Man müsse sich nur die Mühe machen, sie zu finden. Und dann den Mut haben, den ersten Schritt darauf zu tun.

Die Brücke ist da. Tamara macht den ersten Schritt. Mir entgegen.

»Ich habe einen autistischen Bruder«, sagt sie, »und eine äußerst kämpferische Mutter. Wenn sie den ersten vier oder fünf Ärzten geglaubt hätte, würde er wahrscheinlich seit Jahren in einem Heim dahindämmern. Aber sie hat ihnen nicht geglaubt. Sie hat unser Leben radikal auf den Kopf gestellt und schließlich eine Therapeutin für ihn gefunden. Die Therapie hat Unmengen an Geld und Energie verschlungen, aber heute arbeitet mein Bruder mit Begeisterung in einem Fahrradgeschäft. Er hat eine Lehre abgeschlossen, seinen Führerschein gemacht, spielt Klavier und liebt nichts mehr als seine Freundin und Chopin.«

Habe ich mich so in ihr getäuscht? Jetzt bin ich es, die sich vorbeugt, um nur ja kein Wort zu verpassen.

»Meine Mutter hat sämtliche Literatur studiert, die sie zum Thema Autismus in die Finger kriegen konnte. Nachdem sie alle Informationen verdaut hatte, hat sie ihrem Wissen und ihrem Instinkt vertraut und zunächst mal so was wie eine private Therapie aufgebaut. Sie hat gar nicht erst versucht Andy unsere Welt nahe zu bringen. Mit einer bewundernswerten Konsequenz hat sie sich auf seine Welt eingelassen, bis manche anfingen, sie für verrückt zu halten. Das hat sie nicht gekümmert. Und dann, endlich, hat sie diese Therapeutin gefunden. Was aber keineswegs bedeutet hat, dass unser Leben von da an in geordneten Bahnen verlaufen wäre. Das hat noch Jahre gedauert.«

»Was ist mit der Burg?«, fragt Jost.

Tamara und ich wechseln einen raschen Blick.

Ben strotzt, genau wie Jost, vor Unternehmungslust.

»Lass diesen Kelch doch bitte an mir vorübergehn, Ben.« Tamara legt ihm die Hand auf den Arm. Sie sieht uns an. »Ich quäle mich nur seinetwegen all diese Hügel und Berge hoch. Besichtige ein historisches Gemäuer nach dem andern. Ben studiert Geschichte, müsst ihr wissen. In tiefer Ergriffenheit bleibt er vor jedem Stein stehen, auf den irgendwann irgendein berühmter Feldherr seinen Fuß gesetzt hat. Mich interessieren viel mehr die Geschichten der Leute, die an den Kassen die Eintrittskarten verkaufen.«

»Und die treibt sie mit ihren Fragen an den Rand eines Nervenzusammenbruchs.« Ben grinst. »In Linlithgow Palace neulich wollte sie unbedingt wissen, wo denn genau das Bett gestanden hat, in dem Maria Stuart geboren wurde.«

»Darüber hab ich mir auch den Kopf zerbrochen.«

Den halben Weg über die Brücke zu Tamara habe ich schon zurückgelegt.

»Die arme Frau an der Kasse aß gerade ein Sandwich. Das heißt, sie versuchte es. Aber immer, wenn sie hineinbeißen wollte, kam eine weitere Frage von Tamara.«

»Was ist ein Sandwich gegen existentielle Fragen?« Tamara straft Josts Kichern mit Verachtung. »Ihr Sandwich konnte sie anschließend in aller Ruhe aufessen, aber ich musste ohne Antwort gehen.«

Ich rufe mir die kleine, dunkle Kammer ins Gedächtnis zurück.

»Es gab nur zwei Möglichkeiten«, sage ich.

Tamara nickt. »Ich hab's versucht, aber ich konnte es nicht spüren.«

Jost ist es ziemlich gleichgültig, wo dieses Bett oder ein anderes gestanden hat. Er hat so seine Schwierigkeiten mit Menschen, die Dinge erspüren wollen.

»Kommst du nun mit, Claire?«

»Ich würde lieber noch ein bisschen hier sitzen bleiben«, sage ich. »Kann ich nicht später nachkommen?«

Das gefällt ihm nicht. Aber er nimmt es hin.

Wir sehen ihnen nach, wie sie die Gasse zur Burg hochsteigen, die Hände in den Hosentaschen und eifrig in ein Gespräch vertieft.

Tamara streckt die langen Beine aus, schließt die Augen und

hält das Gesicht in die Sonne. Ihre Wimpern werfen Schatten auf ihre Wangen.

»Erzähl mir mehr von deinem Bruder«, bitte ich sie.

Wir bestellen uns noch einen Cappuccino und sie erzählt.

Ich erkenne Parallelen zu unserm Leben mit Fee. Zwar hat sie Menschen nie für Dinge gehalten, aber durch den Verlust ihrer Sprache konnte auch sie von sich aus kaum eine Beziehung zu ihnen aufbauen. Die Reaktionen der Umwelt auf Fee waren ähnlich wie die auf Andy, dessen Verhalten jedoch nicht Neugier und Mitleid erregte, sondern massive Abwehr provozierte.

Tamaras Leben wurde vom Autismus ihres Bruders ebenso bestimmt wie meines durch Fees MPS. Allerdings gibt es einen wesentlichen Unterschied. Andys Entwicklung ging voran, Fees Entwicklung zurück. Andy wurde gesund, Fee musste sterben.

»Mein Studium war eine natürliche Konsequenz aus Andys und meiner Geschichte«, sagt Tamara, faltet die Hände im Schoß und schweigt.

Und da erzähle ich ihr von Fee.

Nichts war ihr je so schwer gefallen und nichts war gleichzeitig je so richtig gewesen. Als Fee eingeschlafen war, ging die Frau ins Bad. Sie stützte sich auf das Waschbecken. Im Spiegel sah sie ihr Gesicht.
Sie war zehn Jahre älter geworden.

Fee hatte keinen guten Tag gehabt. Sie hatte den ganzen Nachmittag im Garten verbracht, im geschützten Winkel der Terrasse, angegurtet im Rollstuhl, weil sie sich aus eigener Kraft längst nicht mehr aufrecht halten konnte.

Zuerst hatte meine Mutter ihr Gesellschaft geleistet, dann ich. Ich hatte im Wohnzimmer eine CD eingelegt und den Ton so laut gedreht, dass wir die Musik draußen hören konnten.

Vivaldis *Vier Jahreszeiten.*

Fee war süchtig danach.

Sie saß neben mir, den Kopf ein wenig zur Seite geneigt, die Finger um den Hals ihrer Plüschente geklammert, die Kamelhaardecke über den Beinen. Ich wollte ihr vorlesen, doch sie brachte mich mit einem Laut davon ab. Sie wollte auch nicht, dass ich mit ihr redete.

Sie wollte nur die Musik.

Ich betrachtete ihre mageren Arme, das schmale Gesicht, ihre spitzen Schultern.

Sie hielt die Augen geschlossen. Nur manchmal sah sie umher und mir fiel auf, wie groß ihre Augen geworden waren.

Ab und zu schaute sie in die Birke und auf das Blau, das hindurchschimmerte. Ihre Lippen waren geöffnet. Sie atmete wie ein Vögelchen.

So zerbrechlich.

Zu Mittag hatte sie ein wenig Pudding zu sich genommen. Wenn man das so nennen konnte. Eigentlich hatte sie sich nur zweimal die Lippen damit benetzen lassen. In der Schule hatte ihre Lehrerin die Nahrungszufuhr über die Sonde abgestellt, weil Fee unentwegt gejammert hatte. Deshalb wollte ich sie jetzt überreden, wenigstens etwas Pudding zu essen.

»Noch zwei Löffel, Fee. Zwei winzige Löffelchen. Tu's für mich.«

Sie drehte den Kopf weg.

Ich kämpfte mit dem Bedürfnis, in Tränen auszubrechen oder zu schreien. Stattdessen verlegte ich mich aufs Feilschen.

»Komm, einen Löffel noch. Nur einen einzigen. Dann lass ich dich in Ruhe.«

Ich hielt ihr den Löffel an den Mund. Fee, die mit dem Kopf nicht noch weiter ausweichen konnte, stöhnte auf.

Meine Mutter hatte sich zurückgehalten. Nun stand sie auf, kam um den Tisch herum und nahm mir den Löffel ab.

»Möchtest du ein bisschen schlafen?«, fragte sie Fee.

Fee schloss die Augen.

Meine Mutter hob sie aus dem Rollstuhl und trug sie in ihr Zimmer.

Unser Haus war nicht für einen Rollstuhl geplant. Als er Teil unsres Lebens geworden war, hatten meine Eltern daran gedacht, Fee ins Erdgeschoss umzuquartieren. Aber sie hatte sich erbittert dagegen gewehrt.

Sie liebte ihr Zimmer. Den Blick auf die Bäume und in den Himmel. Und sie war nie so schwer gewesen, dass es einen unzumutbaren Kraftakt bedeutet hätte, sie die Treppe hinaufzutragen. Nicht mal für mich.

Inzwischen wog sie nur noch fünfundzwanzig Kilo.

Bei einer Größe von einem Meter vierundsechzig.

»Warum hast du das getan?«, fragte ich meine Mutter, als sie eine halbe Stunde später wieder in die Küche kam. »Warum mischst du dich immer ein?«

Wie oft ich ihr diese Fragen schon gestellt hatte. Und jedes Mal war die Antwort dieselbe.

»Du quälst sie, wenn du sie zwingst, mehr Nahrung aufzunehmen, als sie ertragen kann.«

Meine Stimme saugte sich mit Tränen voll.

»Zwei Löffel Pudding, Mama!«

Auch mein Vater redete Fee zu, wenn er sie fütterte. Mit ebenso wenig Erfolg wie ich. Manchmal konnte man in seinen Augen die nackte Panik sehen. Fee musste essen. Irgendwie.

Aber sie aß nicht.

Über die Sonde war ihr im letzten Jahr ausreichend Nahrung zugeführt worden. Nicht annähernd so viel wie vorgeschrieben, aber doch genug, dass sie leben konnte.

Jetzt wollte sie nicht einmal mehr das zulassen.

»Meine Tochter wird nicht gegen ihren Willen ernährt«, sagte meine Mutter.

Es war unsere tägliche Auseinandersetzung. Sobald Fee zu stöhnen begann, stellte meine Mutter den Sondomaten ab. Sobald sie zu stöhnen begann, wurden Pudding, Quark oder Brei beiseite geschoben. Und wenn mein Vater oder ich Fee überreden wollten, brachte meine Mutter sie einfach hinaus.

Das alles ging mir durch den Kopf, während ich neben Fee auf der Terrasse saß, das Buch, aus dem ich ihr hatte vorlesen wollen, auf den Knien.

Fee sah mich an.

»Warum isst du nicht?«, fragte ich sie.

Ihre Augen so groß.

»Tut es dir weh?«

So furchtbar groß.

»Du wirst verhungern, wenn du nicht isst!«

Meine Finger verkrampften sich um das Buch. Es war ein Taschenbuch, wenig Widerstand, und ich faltete es fast zusammen. Ein hässlicher Knick blieb in der Mitte zurück.

Fee sah auf das misshandelte Buch und dann wieder in meine Augen.

»Ich brauch dich«, flüsterte ich. »Du musst essen.«

Die CD war zu Ende. Fee sah zur Tür.

»Erst versprichst du mir, dass du es versuchst.«

Sie sah zur Birke. Schloss die Augen. Müde. Viel zu müde.

Ich wechselte die CD, setzte mich wieder neben Fee und versuchte für mich allein zu lesen.

Die Tragödien in den Büchern kamen mir lächerlich geringfügig vor im Vergleich zu der Tragödie, die sich bei uns abspielte.

Es würde Fees letzter Sommer sein.

Wenn nicht ein Wunder geschah.

Ich hatte nie an Wunder geglaubt. Jetzt wartete ich darauf.

Noch ein paar Milliliter über die Sonde.

Fee stöhnte.

Beim Abendessen bot mein Vater ihr püriertes Obst an.

Sie wandte den Kopf ab.

Er redete auf sie ein. Bettelte. Forderte. Wurde laut.

Nie zuvor hatte er Fee gegenüber die Nerven verloren. Er

sackte förmlich in sich zusammen. Streichelte ihr Gesicht. Entschuldigte sich. Stammelte.

Meine Mutter vermied es, ihn anzusehen. Sie hob Fee auf und brachte sie zu Bett.

Wir brauchten ein Wunder. Unbedingt.

Mein Vater nahm die Brille ab und wischte sich die Augen. Fing an, die Teller zusammenzustellen. Und dann sank er auf seinen Stuhl, legte den Kopf auf den Tisch und weinte.

Noch nie hatte ich meinen Vater weinen sehen. Es erschreckte mich so, dass ich bis in die Haarwurzeln erstarrte. Ich war an seine ruhige, bedächtige Art gewöhnt. Meine ganze Kindheit war auf das Vertrauen in seine Zuverlässigkeit gebaut. Kein Problem war so schwierig gewesen, dass er nicht eine Lösung dafür gefunden hätte.

Und nun hatte der Riese von damals Menschenkleider angezogen.

Mein Blick fiel auf seine Brille.

Sie lag neben seinem Kopf. Mit einem Bügel in der Butter.

Ich stand auf, umschlang ihn von hinten, spürte das Zucken seiner Schultern. Er hielt sich an meinen Armen fest. Meine Tränen tropften ihm in den Nacken.

Irgendwann löste er sich von mir, setzte die Brille wieder auf, ohne sie sauber zu machen, ging ins Wohnzimmer und zog die Tür hinter sich zu.

Sie kauerte sich auf den Rand der Wanne. Kopfschmerzen. Übelkeit. Hände und Füße kalt. Die Stirn heiß. Sie registrierte die Symptome der beginnenden Migräne, ohne sie mit sich selbst in Verbindung zu bringen. Nichts davon hatte Bedeutung.

Meine Mutter kam nicht zurück. Wahrscheinlich wollte sie bei Fee bleiben, bis sie eingeschlafen war. Aus dem Wohnzimmer drangen gedämpft Fernsehgeräusche.

Ich räumte die Küche auf, stellte das Geschirr in die Spülmaschine und schaltete sie an. Die mechanischen Handgriffe gaukelten mir vor, wieder auf sicherem Boden zu stehen. Ein gutes Gefühl. Ich bügelte noch ein paar Blusen, ein paar Hemden, dann gab es nichts mehr zu tun und ich ging nach oben.

Fees Tür stand einen Spaltbreit offen. Ich spähte hinein und sah meine Mutter an ihrem Bett. Sie hatte das Gitter heruntergeklappt und hielt Fees Hand. Nah vor ihrem Mund. Als wollte sie sie mit ihrem Atem wärmen.

Das Zimmer war nur halb abgedunkelt. Durch die Ritzen im Rollladen fiel streifiges, weiches Licht.

Fee schlief nicht.

»Mein Mädchen«, sagte meine Mutter leise.

Die Zärtlichkeit in ihrer Stimme war so stark, dass ich sie körperlich spüren konnte.

Aber ich spürte noch etwas. Scham, diese Zärtlichkeit zu belauschen.

Ich hatte mich schon umgedreht, da hörte ich, wie meine Mutter weitersprach.

»Ich möchte dir jetzt etwas sagen, Fee. Wenn du es nicht mehr aushältst, dann ... quäl dich nicht länger. Wenn es Zeit ist für dich, dann sollst du wissen, dass du gehen kannst. Nimm keine Rücksicht auf uns. Nicht auf Papa, nicht auf Claire und nicht auf mich.«

Sie strich Fee über die Stirn, beugte sich vor und küsste sie.

Das Blut rauschte mir in den Ohren.

Ich lief die Treppe hinunter. Ins Wohnzimmer. Warf mich in den Sessel.

Politiker diskutierten. Mein Vater saß vor dem Fernseher und sah auf seine Füße.

Er hatte Pantoffeln an. Die gemütlichen, ausgelatschten Pantoffeln, die er abends meistens trug. Heute passte das nicht. Nichts passte mehr. Wie konnte er hier sitzen und Pantoffeln anhaben? Und nicht wissen, was da oben vor sich ging?

Alle Geräusche hatten sich zurückgezogen. Sie hatte das Gefühl, allein auf der Welt zu sein.

Als meine Mutter hereinkam, war ihr Gesicht ganz ruhig. Sie bewegte sich sehr langsam. Wie eine Schlafwandlerin. Das fiel mir noch auf, bevor ich losbrüllte.

»Wie konntest du ihr das sagen?«

Erschrocken hob mein Vater den Kopf.

Meine Mutter setzte sich auf das Sofa.

»Sie hat Fee erlaubt zu sterben!«

Selbst in meiner Erregung hörte ich, wie absurd das klang.

Mein Vater sah von mir zu meiner Mutter. Zwei scharfe Falten zogen sich von der Nase zu seinem Mund.

Meine Mutter verschränkte die Arme vor der Brust, als sei ihr plötzlich kalt geworden. Dabei war Juni. Ein Bilderbuchjuni, der die Mücken tanzen ließ.

»Fee hat lange genug gekämpft«, sagte sie. Diese sonderbare Ruhe hatte auch ihre Stimme erfasst. Sie sprach leise und schleppend. »Wir haben uns jahrelang auf diesen Augenblick vorbereitet. Jetzt müssen wir sie gehen lassen.«

»Und du bestimmst den Augenblick?«

Ich war aufgesprungen, stand vor meiner Mutter und sah zitternd auf sie hinunter.

Sie erhob sich und wich meinem Blick nicht aus. Meine Mutter ist ein paar Zentimeter größer als ich, und wie sie da so stand, kam sie mir vor wie eine Mauer, die sich zwischen Fee und mir aufgerichtet hatte. Ich hob die Hände und trommelte mit den Fäusten auf sie ein.

Meine Mutter hielt meine Arme fest. Sie versuchte mich an sich zu ziehen, aber ich riss mich los, stürzte hinaus und rannte zu Josts Haus.

Alle Fenster waren erleuchtet. Ich blieb stehen, hörte mein Keuchen und wusste, ich würde nicht sprechen können. Nicht mit ihm und erst recht nicht mit seinen Eltern.

Ich machte kehrt und rannte weiter.

Zu Albert.

Er machte mir auf. Sah mir ins Gesicht. Sagte nichts. Fragte nichts. Schloss die Tür hinter mir und nahm mich in die Arme.

In dieser Nacht blieb ich in seinem Zimmer. Weinte mich in seinem Bett in den Schlaf.

Albert wachte neben mir.

Am Morgen saß er immer noch in dem schäbigen Sessel, den Kopf auf der Rückenlehne, den Mund offen, und schlief.

12.

Niemandem habe ich von der Nacht bei Albert erzählt, nicht mal, vor allem nicht Jost. Und nun einer nahezu Fremden. Wie sie zuvor, falte ich die Hände im Schoß und bin still. Meine Hände zittern. Und das Falten ist mehr ein Festhalten.

Aber man kann sich nicht an sich selbst festhalten. Nicht für lange. Man kann sich auch nicht selbst am Schopf aus dem Sumpf ziehen.

Ich stecke bis zum Hals darin fest. Und ich bin nicht die Baronin von Münchhausen.

Tamara hat mich kein einziges Mal unterbrochen. Sie hat so ruhig zugehört, dass ich ihre Anwesenheit fast vergessen habe. Wenn sie sich überhaupt bewegt hat, so habe ich es nicht wahrgenommen.

Die Sonne spielt auf ihrem Haar, auf ihrem aufmerksamen Gesicht.

Licht und Schatten.

Zurückgekehrt aus der Vergangenheit, dringen auch die Stimmen der Umgebung wieder in mein Bewusstsein. Reden. Lachen. Die Straßengeräusche. Hundegebell.

Und die Gerüche der Stadt.

Tamara schweigt immer noch. Und sie hat Recht damit. Ich bin noch nicht ganz fertig. Wie bei einem alten Wasserhahn noch etwas nachtropft, nachdem man ihn zugedreht hat, folgt meinem Erzählen noch ein Satz. Kaum habe ich ihn gedacht, ist er auch schon heraus.

»Ich hasse meine Mutter dafür.«

Bestürzt löse ich die Finger voneinander.

Was habe ich da gesagt?

Diesen Gedanken habe ich mir nie gestattet. Ich habe über ihn hinweggedacht. Ihn verschüttet. Begraben. So viele andere Gedanken drübergestülpt, dass er mir nicht gefährlich werden konnte.

Jetzt ist er da. Hat sich aus dem Wust in meinem Kopf hervorgeschält. Unübersehbar. Unüberhörbar.

Ich hasse sie dafür.

Obwohl ich ihre Tagebücher lese und manche Stellen bereits auswendig kenne. Obwohl ich ihr auf eine andere, neue Art begegne. Von außen, so, wie man sich den Figuren eines Romans nähert und sie ins Herz schließt oder nicht, mit ihnen verschmilzt oder Abstand zu ihnen hält.

Die Frau.

Wie gut ich sie manchmal verstehen kann. Wie nah ich ihr oft bin, dem Zwilling meiner Mutter.

Aber meiner Mutter bin ich nicht nah. Nicht im Moment. Ich habe sie immer noch nicht angerufen, bin wie verschollen für sie.

Unsere Anschrift in Schottland haben Jost und ich niemandem verraten. Josts Eltern haben das als nachpubertären Spleen interpretiert und wir haben sie in dem Glauben gelassen. Meine Eltern kennen den wahren Grund. Es war Teil unserer Abmachung.

Allein sein. Nicht auffindbar.

Auch Jost hatte diese Bedingung akzeptiert.

Unterwegs sein. Alle Seile kappen.

Es wird keine nächtlichen Impulse mehr geben, meine Mutter anzurufen, um ihre Stimme zu hören.

Verschollen.

Tamara sieht mich an. Hoffentlich sagt sie, wenn sie endlich spricht, nicht das Falsche. Die Brücke könnte einstürzen und ich möchte so gern, dass sie hält.

Über sieben Brücken musst du gehn.

Wie leicht sich so was singt.

Immer wieder hab ich mich auf Brücken gewagt. Und manchmal endeten sie mitten in der Luft.

Tamara sagt nicht das Falsche. Sie stellt mir eine Frage.

»Wie lange, glaubst du, hätte deine Schwester noch gelebt, wenn deine Mutter sie nicht losgelassen hätte?«

Sie hat mich genau da getroffen, wo ich am verwundbarsten bin.

Wie lange noch? Vier Wochen? Drei Monate? Länger?

Ich hatte die kindliche, durch nichts begründete Hoffnung, Fee könnte sich wieder erholen.

Die Prognosen der Ärzte waren, wie die Erfahrung uns gezeigt hatte, nicht annähernd so zuverlässig wie das makellose Weiß ihrer Kittel und Hosen. Sie hatten uns prophezeit, Fee würde völlig verblöden. Sie hatten uns ihren Tod im Alter von zwölf bis fünfzehn Jahren angekündigt.

Beides war nicht eingetroffen.

Fee sprengte die Erkenntnisse der Schulmedizin. Ein Junge aus unserer Gruppe warf sie ebenfalls über den Haufen, Domian, sechzehn inzwischen und ebenso wie Fee weit davon entfernt, völlig verblödet zu sein. Meine Eltern hatten ein MPS-Mädchen aus Delmenhorst kennen gelernt, das einundzwanzig war, und von einem anderen MPS-Mädchen gehört, das gerade seinen vierundzwanzigsten Geburtstag gefeiert hatte und noch allein Treppen steigen konnte.

Ich klammerte mich an diese Ausnahmen. Mit jedem Kind, das wir früher verloren, wurde meine Zuversicht erschüttert. Gleichzeitig wuchs meine Hoffnung, dass Fee nicht nur zu den Ausnahmen gehörte, sondern dass sie die Ausnahme der Ausnahmen sein könnte.

Natürlich wusste ich, wussten meine Eltern, wussten alle in der Gruppe, dass die Krankheit sich längst über ihre Organe hergemacht hatte, ein böses, gefräßiges Tier, das nicht aufhören würde, bevor es ganze Arbeit geleistet hatte. Ebenso wussten wir, dass die starken Medikamente, die sie einnehmen musste, ihre Kraft unaufhaltsam von einer andern Seite her erschöpften.

Als der Schluckmuskel betroffen war und Fee sich immerzu verschluckte und beängstigend wenig aß und trank, als sie lebensbedrohlich abmagerte, wurde ihr die Sonde eingesetzt. Sie sollte fest in ihrem Magen installiert werden und über die Bauchdecke zugänglich sein. Der Eingriff wurde ambulant unter Vollnarkose vorgenommen.

Meine Mutter und Fee waren, als sie aus der Klinik zurückkamen, fix und fertig. Man hatte Fee dort behandelt wie eine Schwachsinnige, nicht mit ihr gesprochen, nicht einmal den Versuch gemacht, ihr die Vorgänge zu erklären. Und obwohl man in dieser Klinik keine Erfahrung im Umgang mit ihrer Krankheit hatte, war die Bitte meiner Mutter, bei Fee bleiben zu dürfen, bis sie einschlief, auf taube Ohren gestoßen.

Sie hatten die Frau hinausgeschickt und die Frau hatte sich hinausschicken lassen, immer noch autoritätsfürchtig, obwohl sie es inzwischen doch hätte besser wissen müssen. Nach zwanzig langen, quälenden Minuten wurde sie wieder hereingerufen, weil Fee so verkrampft war, dass der Arzt nicht weiterkam. Die Frau sah die schreckgeweiteten Augen ihres Kindes, stieß eine Schwester beiseite, die ihr im Weg stand, nahm Fee in die Arme, streichelte sie, murmelte tröstende Worte, spürte, wie sich der kleine, magere Körper allmählich entspannte.

»Sie hatten versucht ihr mit Gewalt den Mund zu öffnen«, sagte meine Mutter. In ihren Augen stand noch das Entsetzen. »Nachdem ich mich einigermaßen beruhigt hatte, nachdem vor allem Fee sich wieder beruhigt hatte, erklärte ich ihr, dass diese Leute von Menschen nicht halb so viel verstehen, wie sie eigentlich sollten. Es war mir egal, dass sie es hörten. Es war mir sogar recht.«

Später, Fee war noch ein wenig benommen von der Narkose, hatte sie dem Arzt ihre Empörung ins Gesicht geschrien. Er entschuldigte sich bei ihr.

Bei meiner Mutter. Nicht bei Fee.

Er hatte nichts begriffen.

Ent-schuldigen. Sich der Schuld entledigen. So leicht wollte die Frau es ihm nicht machen. Sie verließ die Klinik ohne einen Händedruck, ohne ein weiteres Wort.
Zu ihrer Wut kam die Scham. Sie konnte Fee nicht in die Augen sehen.

Immer wieder waren Hilfsmittel in unsern Alltag gekommen und nach anfänglichen Gewöhnungsschwierigkeiten selbstverständlicher Teil davon geworden. Der Rollstuhl. Die Rikscha. Und zuletzt, als Fees Rücken sich zu verformen begann, die Sitzschale.

Diesmal war es die Sonde und sie verursachte die tief greifendste Veränderung.

Meine Eltern lernten schnell, damit umzugehn. Sie empfanden die Sonde als ungeheure Entlastung.

Der Aufwand des Pürierens entfiel (feste Nahrung konnte Fee schon lange nicht mehr zu sich nehmen). Der Speiseplan durfte gelockert werden (es bestand keine Notwendigkeit mehr für strenge Vollwertkost). Und wir waren wieder in der Lage, das Haus für längere Zeit gemeinsam zu verlassen.

Nachdem Nahrungsbeutel und Sondomat morgens angeschlossen waren, konnte Fee über Stunden aufnehmen, was sie brauchte. Sie bekam eine spezielle Nahrung, die wir regelmäßig bestellen mussten. Auch die Medikamente wurden ihr nun auf diese Weise zugeführt.

Sie kam wieder zu Kräften, litt nicht mehr unter Hungergefühlen und brauchte sich nicht mehr mit Essen und Trinken abzuplagen.

Auch ich musste lernen, mit der Sonde umzugehn.

Aber ich gewöhnte mich nicht daran.

Nicht an den Anblick von Fees Bauchdecke, aus der das eine Ende der Sonde hervorsah. Nicht an den Anblick des Beutels und des Schlauchs, der an die Sonde angeschlossen werden musste. Und nicht an den Sondomaten, einen Apparat, der die Nahrungszufuhr regelte und einen Piepton von sich gab, wenn der Beutel leer war.

Alles in mir sträubte sich dagegen, so an Fee zu hantieren. Sie abhängig zu wissen von diesen Dingen, die so leblos und hässlich waren.

Sie ließ alles geduldig mit sich geschehn. Beklagte sich nicht. Hielt still, wenn mir anfangs noch die Hände zitterten, weil ich Angst hatte ihr wehzutun.

Unser Familienleben war immer vor allem von den gemeinsamen Mahlzeiten bestimmt gewesen, zu denen wir uns am Küchentisch trafen, wo wir Neuigkeiten austauschten und Pläne schmiedeten. Davon wichen wir trotz der Sonde nicht ab.

Fee bekam Quark, Jogurt, Pudding oder Obstbrei, alles, was sie besonders gern mochte.

»Sie muss etwas haben, was ihre Geschmacksnerven anregt«, sagte meine Mutter. »Und wir wollen alle zusammen essen wie bisher.«

Fee genoss die Mahlzeiten, die sie früher gefürchtet hatte, weil es nicht darauf ankam, ob sie viel aß oder wenig. Ich genoss sie auch, denn sie ließen mich fast den Fremdkörper in Fee vergessen.

Nach ungefähr einem Jahr jedoch begann ich die Sonde, an die ich mich noch immer nicht gewöhnt hatte, zu hassen. Wir konnten genau ablesen, wie viel Fee zu sich genommen hatte. Und wir sahen, dass es nach und nach weniger wurde.

Meine Mutter hatte ihre Entscheidung getroffen. Sie stellte den Sondomaten ab, sobald Fee ihr signalisierte, dass es genug war.

Mein Vater und ich rangen um jeden Milliliter. Ein aussichtsloser Kampf, denn Fee machte nicht mit. Sie hatte ihr Leben lang gekämpft. Sie wollte nicht mehr.

Und doch war es die Zeit ihrer größten Gelassenheit.

Sie besuchte weiterhin die Schule. Noch in der Woche, bevor sie starb, brachte meine Mutter sie zweimal hin, wenn auch nur für jeweils eine Stunde.

Es war für Fee wichtig, sich auf den Abschied vorzubereiten. Es war auch für ihre Freunde wichtig, vor allem für Hubert, der sich gegen das Abschiednehmen wehrte, genau wie Claire.
Er wich nicht von Fees Seite. Er spielte für sie auf seiner Mundharmonika. Er weinte nicht. Er lachte. Vielleicht dachte er, sein Lachen könne sie halten.

Dummer Hubert. Dumme Claire.

Die Götter sind böse. Sie lassen sich von einem Lachen nicht rühren.

Und Hoffnung lässt sie kalt.

Auch beim letzten Treffen unserer Gruppe stand der Tod im Raum.

Jeder sprach ein paar Worte mit Fee. Alle nahmen Abschied, ohne zu wissen, dass es wirklich der Abschied sein würde.

Der Tod war schon so oft gekommen. Wir wussten, dass es keinen Sinn hatte, die Türen und Fenster vor ihm zu verschließen. Aber manchmal hatte er sich auch schon zu früh Einlass verschafft. Und war wieder gegangen, um noch ein paar Wochen zu warten.

Darauf hoffte ich. Und wenn er sich nicht von allein wieder zurückzog, würde ich ihm einen Tritt geben.

Ich sah mich um. Einige Kinder, denen es wesentlich besser ging als Fee, wirkten elend und zerquält. Sie waren unruhig, hatten eine blasse Haut und eingefallene Wangen.

Und Fee?

Ihr Gesicht war glatt und faltenlos, vom häufigen Aufenthalt im Garten gebräunt. Ihre Miene war oft angespannt, besonders gegen Abend, aber niemals elend.

Bei diesem letzten Treffen saß sie in ihrem Rollstuhl wie eine Kaiserin, die Hof hält. Sie schaute jeden an, der mit ihr sprach, ihre Hand nahm. Hörte jedem zu. Ihr Gesicht war so weich, so gelöst, dass ich die aberwitzige Erwartung hatte, sie werde gleich lächeln, aufstehn und gesund sein.

Ich sah den Tod klammheimlich verschwinden. Er hatte sich geirrt. Fee gehörte ihm noch nicht.

Und obwohl sich alle außer mir auf die Trennung von Fee vorbereiteten, gab es noch einen Tag vor ihrem Tod kein Anzeichen dafür, dass sie wirklich sterben würde.

Tamaras Frage.

»Wie lange, glaubst du, hätte deine Schwester noch gelebt, wenn deine Mutter sie nicht losgelassen hätte?«

Ist ihr klar, dass sie das einzig richtige Wort gewählt hat?

Loslassen.

Am Lebensende eines jeden MPS-Kindes steht dieses Wort. Jedem in unserer Gruppe ist das bewusst. Natürlich auch meinen Eltern und mir.

Loslassen.

Es war all die Jahre in unsern Köpfen.

Meine Mutter hatte Fee losgelassen.

Mein Vater bewegte sich Schritt für Schritt auf das Loslassen zu.

Aber er hatte Rückfälle.

»Tigerchen«, sagte er, »du weißt, dass ich bald Geburtstag habe. Den möchte ich schön mit euch feiern. Bitte, geh nicht vor meinem Geburtstag. Versprichst du mir das?«

Fees Augen. So groß. So dunkel. So müde.

So gar nicht die Augen eines Tigers.

Mein Vater, der loslassen wollte. Noch hielt er sie. An den Fingerspitzen.

Noch bis zu meinem Geburtstag, Tigerchen.

Und danach? Noch bis zu den Herbstferien, Tigerchen? Noch bis Weihnachten? Noch bis Neujahr?

Meine Mutter war einkaufen. Sie konnte nicht ablenken, nicht eingreifen. Sie wusste von nichts.

»Tigerchen, versprich es mir!«

Fee schaute meinen Vater an, dann mich. Lange.

Mein Vater putzte seine Brille. Er zupfte nicht vorhandene Flusen von seiner Hose. Räusperte sich. Und schaffte es zu lächeln.

Fee gab uns zu verstehn, dass sie müde war.

Wir brachten sie zu Bett.

Die meiste Zeit war ich bei ihr in diesen letzten Wochen, von denen ich nicht wusste, dass es die letzten sein würden. Ich ließ sie nicht los. Ich redete mit ihr, las ihr vor, hörte mit ihr zusammen Musik. Wir betrachteten den Himmel, das Blau, das Weiß der Wolken, das Grau.

Und selbst im Schweigen spann ich Fäden, die sie halten sollten.

Spinnwebfäden.

Die Tage vergingen sehr langsam. Sie lullten mich ein. Ich wurde unvorsichtig. Traute meiner Hoffnung.

Gesprächen mit meinen Eltern ging ich aus dem Weg. Vor allem mit meiner Mutter konnte ich nicht sprechen. Es war unfassbar für mich, dass sie dem Tod die Tür öffnete. Bitte, lieber Herr Tod, treten Sie doch ein. Dürfen wir Ihnen etwas anbieten? Unsere Tochter Fee vielleicht?

Ich hatte nicht gewusst, dass ich so bitter sein konnte.

Ich habe Fee nicht losgelassen. Ich halte sie immer noch fest.

Tamaras Frage.

Wie lange?

»Ich weiß es nicht«, sage ich.

»Niemand weiß es«, sagt sie.

Sie ist der klügste, intuitivste Mensch, dem ich seit langem begegnet bin. Ich sage es ihr.

»Quatsch!« Tamara lacht. »Ich kann auch ganz anders sein. Leider.« Und sie lacht wieder, hell, ansteckend.

»Ja«, sage ich. »Am Anfang hab ich dich anders erlebt.«

»Siehst du!«

Sie streicht mir über die Hand, ganz kurz nur. Spürt, dass diese sachte, fast beiläufige Geste das Äußerste ist, was ich an körperlicher Nähe im Augenblick ertragen kann.

Die Sonne brennt mir auf den Schultern. Wär ich ein Kind, würde ich die Jacke über den Boden schleifen lassen. Wie die spanischen Mädchen.

»Die Leute hier bezeichnen ihre Stadt als das Herz Schottlands«, sage ich. »Man kann es aber auch weniger romantisch ausdrücken. Stirling war immer das Einfallstor in die Highlands.«

Die Nähe zu den Highlands hat mich vor allem angezogen. Eine erste, behutsame Annäherung. Denn noch bin ich nicht bereit für sie.

Tamara nickt. »Ben hat mir gestern Abend einen ellenlangen Vortrag über die Schlachten gehalten, die hier stattgefunden haben. Das muss ein ganz einzigartiges Gemetzel gewesen sein.«

Einzigartiges Gemetzel. Haufenweise erschossene Kinder. Ich kann diese Bemerkungen jetzt einordnen. Es scheint Tamaras Art zu sein, sich zu distanzieren

Auch ich distanziere mich ja ständig. Nur anders.

»Hat er dir auch erzählt, dass *Stirling* eine Ableitung von *Place of Striving* ist?«, frage ich.

»Und das bedeutet?«

»Ort der Kämpfe.«

»Nee. Das weiß mein Professor wahrscheinlich selbst nicht.« Sie grinst. »Meinst du, ich kann ihm damit imponieren?«

»Käm auf einen Versuch an. Es steht allerdings in jedem Reiseführer.«

»Jammerschade.«

Der Vulkanfelsen, auf dem Stirling Castle erbaut worden ist, soll siebenundsiebzig Meter hoch sein. Ich spüre jeden einzelnen Meter in den Knochen und wünschte, ich hätte in der Vergangenheit mehr Begeisterung für sportliche Aktivitäten aufbringen können.

Neben mir schnauft Tamara, vielleicht ebenso wie ich gegen das Bedürfnis ankämpfend, wieder an unsern behaglichen Kippeltisch zurückzukehren.

»Maria Stuart wurde auf Stirling Castle zur Königin von Schottland gekrönt«, keucht sie. »Und zwar 1643, wenn meine grauen Zellen mich nicht ganz furchtbar täuschen. Mit nur neun Monaten, stell dir das vor.«

Ich bleibe stehn, lehne mich gegen eine Hauswand. Fülle meine Lungen mit Luft.

»Oder war's 1543?« Tamara verzieht in komischer Verzweiflung das Gesicht. »Ich bringe es fertig, ganze Jahrhunderte durcheinander zu werfen. Noch ein paar Schüler wie mich, hat mein Geschichtslehrer mal gesagt, und er wär ein Fall für vorzeitige Pensionierung. Da war er gerade mal sechsunddreißig.«

Der grob gepflasterte Burghof spendet ein wenig Schatten. Dankbar drücken wir uns gegen eine fast kühle Mauer. Eine Gruppe von Urlaubern lauscht den Erläuterungen ihres Reiseleiters. Die jüngeren Männer haben sich um ein Mädchen geschart, das einen sehr engen, sehr kurzen Rock trägt und einen blonden Zopf, der ihr bis zur Hüfte reicht.

Rapunzel.

Bei diesem Märchen habe ich immer geweint. Und trotzdem wollte ich es wieder und wieder hören.

Jost und Ben sind nirgendwo zu sehn. Rapunzel und ihre Bewunderer strömen gerade in die Burg hinein, dem Singsang der Reiseleiterstimme hinterher. Tamara und ich wenden uns dem Garten zu, der erfüllt ist von Sommerduft.

»Ich möchte später mal ein altes Haus mit einem märchenhaften Garten haben«, sagt Tamara. »Und mindestens drei wilde, freche Kinder.« Sie hakt sich bei mir ein, so selbstverständlich, wie es Freundinnen tun. »Das Haus muss groß genug sein für eine eigene Praxis. Und der Garten so zugewachsen, dass meine kleinen Patienten sich darin fühlen können wie in einem Zauberwald. Mensch, Claire, ich hab so viel vor. Ich werde arbeiten wie ein Pferd. Es kribbelt mir schon in den Fingern.«

»Das wird schwierig sein mit mindestens drei wilden, frechen Kindern«, sage ich.

Sie wirft das Haar zurück und lacht. »Das Letzte, wonach ich mich sehne, ist ein einfaches Leben. Es soll genauso wild und frech sein wie meine Kinder.«

Als wir von dem Garten genug haben, gehen wir an der Befestigungsmauer der Burg entlang. Der Blick reicht bis zu den Highlands, die im Dunst jedoch nur zu erahnen sind.

»Die wollen wir uns für den Schluss aufheben«, sagt Tamara. »Ben hat noch nicht die Hälfte von all dem gesehn, was auf seiner Liste steht. In die Highlands fährt er nur mir zuliebe. Und ich verdiene sie mir redlich mit seinen Burgen, Schlössern und Kirchen.«

Zwischen schwarz glänzenden Kanonen, die hier in einer langen Reihe aufgestellt sind, finden wir eine freie Bank und setzen uns. Baugerüste an der Burgmauer. Leitern und Arbeitsmaterial. Aber nirgendwo ist ein Arbeiter zu entdecken.

»Restaurieren würde mir Spaß machen«, sage ich. »Spuren der Zerstörung beseitigen. Alten, heruntergekommenen Gebäuden ihre Schönheit zurückgeben.«

»Werd lieber Psychologin«, sagt Tamara. »Und gib verletzten, verstörten Kindern ihre Würde zurück.«

Nachdem Jost und Ben uns aufgespürt haben, gehen wir in die Stadt zurück. Aber vorher will Ben noch auf den kleinen Friedhof, um eine ganz besondere Art von Grabmälern zu fotografieren.

Niemand sonst ist auf diesem Friedhof, nur ein großer, fuchsfarbener Hund, der die Grabsteine beschnüffelt.

»Weg da!«

Tamara klatscht in die Hände, um ihn zu vertreiben.

Ich halte sie am Arm fest. »Lass ihn. Er stört doch niemanden.«

Das tut er wirklich nicht. Und Fee würde sich über ihn freuen.

13.

Etwas hat mich geweckt. Ein Laut, ein Traum, ich weiß es nicht. Weiß nur, dass ich wieder wach bin, lange vorm Morgen.

Meine Sachen im Dunkeln griffbereit. Wie jede Nacht.

Andere trinken heimlich. Ich bin heimlich auf. Und jeden Morgen fühlt Jost sich betrogen. Er hasst es, allein im Bett zurückzubleiben und es nicht mal zu wissen.

Am Abend zuvor hatten wir Streit.

Jost drückte mir eine Liste mit den Orten in die Hand, an denen wir gewesen waren. Eine beachtliche Liste. Glasgow. St. Andrews. Culross. Wanlockhead.

Weiter kam ich nicht.

»Und was davon haben wir gemeinsam gesehn?«, fragte er. »Ich meine *wirklich* gemeinsam. Mit offenen Augen und Ohren.«

»So'n Quatsch«, sagte ich. »Meine Augen und Ohren sind immer offen.«

»Fragt sich nur, für was.« Er warf einen demonstrativen Blick auf die Tagebücher.

Wir hatten einen komplett verpatzten Ausflug hinter uns und er war immer noch ärgerlich. Selbst seine Handschrift wirkte aufgebracht. Die Buchstaben achtlos hingekritzelt und verzerrt. Ich gab ihm die Liste zurück.

»Kann ich was dran ändern, dass Glasgow ein Reinfall war?«

Darauf hatte Jost nur gewartet. Er zeigte mit dem Finger auf mich.

Ich kann es nicht ausstehn, wenn man mit dem Finger auf mich zeigt. Es hat in meinem Leben zu viele dieser Finger gegeben.

»So, wie du durch die Straßen gehetzt bist, konnte es ja nur ein Reinfall werden. Ich hatte Mühe, überhaupt mit dir Schritt zu halten. In so einem Tempo habe ich noch nie eine Stadt erledigt.«

»Ich fand sie laut, hektisch und nervtötend«, verteidigte ich mich.

Obwohl ich neugierig gewesen war auf das lange als hässliches Entlein verschriene Glasgow, das sich in wenigen Jahren zum Schwan gemausert haben sollte.

In den achtziger Jahren hatte man damit angefangen, die graue, trostlose Industriestadt herauszuputzen. Die viktorianischen Gebäude im Stadtkern wurden vom Schmutz und Ruß der Jahrzehnte befreit, die Fabrikviertel saniert und die Slums durch neue Siedlungen ersetzt. Weite Grünanlagen entstanden am Clyde-Ufer und die ehemaligen Dockanlagen wurden in eine Wohngegend verwandelt.

Glasgow entwickelte sich in einem Schwindel erregenden Tempo zu einer modernen, attraktiven Metropole und wurde schließlich für das Jahr 1990 zur Europäischen Kulturhauptstadt gekürt. Aschenputtel war aus dem Schatten seiner schönen, beliebten Schwester Edinburgh herausgetreten und hatte ihr den Prinzen weggeschnappt.

Das alles hatte ich gelesen. Das alles wollte ich mit eigenen Augen sehn.

Und dann hatte ich Glasgow nicht gemocht.

Vielleicht lag es daran, dass der Himmel traurig und grau über den Dächern hing. Vielleicht an den unzähligen Baustellen abseits des Zentrums, den aufgerissenen Straßen, dem Dröhnen der Presslufthämmer. Denn unter dem Hochzeitskleid trug Aschenputtel immer noch Lumpen.

Jedenfalls reagierte nichts in mir freundlich auf diese Stadt. Und schon nach einer Stunde hatte ich mir in den neuen Schuhen eine Blase gelaufen.

»Aber den alten Bahnhof fand ich zauberhaft.«

»Wahrscheinlich nur, weil er dich an irgendwas von früher erinnert hat«, grummelte Jost und zerriss seine Liste in kleine Schnipsel.

Er war ungerecht. Wir hatten einen wunderschönen Tag in der Universitätsstadt St. Andrews verbracht, dem schottischen Golferparadies. Waren über den nassen Sand spaziert, auf dem braun und grün der Tang lag, und hatten Meerluft geschnuppert. Hatten die Ruine der Kathedrale besichtigt und die Inschriften auf den verwitterten Grabsteinen zu entziffern versucht.

Die leicht dekadenten Fassaden der Hotels, in denen die Reichen abstiegen, hatten mich an Thomas Mann erinnert und Jost hatte ehrfürchtig die Marken der Luxuswagen heruntergebetet, die auf den Parkplätzen abgestellt waren.

Auf dem Übungsareal hatten wir uns Schläger und Ball ausgeliehen und uns unter viel Gelächter am Einlochen versucht, während der Wind uns um die Ohren pfiff. Wir hatten das *Sea Life Centre* besucht und einen interessanten Vortrag über Haie gehört. Und ich, Phobie hin, Phobie her, hatte sogar einen Babyhai gestreichelt.

Mit offenen Augen und Ohren. Lächerlich!

Die schiefen Häuschen von Culross hätte ich aus dem Gedächtnis nachzeichnen können. Die alten, brüchigen Trennmauern, überwuchert von Malven und Kletterrosen. Die terrassenförmig angelegten Gärten, in denen an langen Leinen Wäsche wehte. Das Gewirr der Dächer, die wir vom Weg zur Kirche aus betrachtet hatten.

Ich spürte ja das Feldsteinpflaster noch unter den Füßen. Sah noch das schimmernde Weiß und das leuchtende Ocker der Hinterhöfe. Und wie am Abend die Sonne den Efeu brennen ließ.

Über den schmalen Türen der Häuser die Initialen der Bewohner und das Datum ihrer Hochzeit. Die Fenster zweigeteilt, um Licht und Luft hereinzulassen. Oben Glas, in Blei gefasst, darunter aufklappbare Blenden aus Holz.

Die Gassen mit dem erhöhten Plattenweg in der Mitte und der abschüssigen Pflasterung auf beiden Seiten, die zu den Rinnsteinen führte. Der Plattenweg war einmal den Wohlhabenden vorbehalten gewesen, während die Armen ausweichen und durch Unrat und Abwasser waten mussten.

»Bin ich froh, dass ich heute lebe«, hatte Jost gesagt. »Zu den Bonzen hätte ich nicht gehören wollen, aber um nichts in der Welt hätte ich damals arm sein mögen.«

Mit offenen Augen und Ohren? Ich hörte diesen Satz ja immer noch.

Wanlockhead, das Museumsdorf. Der höchstgelegene Ort Schottlands, wo über dreihundert Jahre lang Blei abgebaut wurde. Der beklemmende Gang durch die Loch Nell Mine, etwa sechshundert Meter tief in den Berg hinein. Die beiden winzigen, armseligen Cottages, die das trostlose Leben der Grubenarbeiter um 1740 und 1890 dokumentierten. Und das Leben ihrer Kinder, die den Abraum aus der Grube schaffen mussten.

Es regnete an diesem Tag. Alles war schmutzig und grau und ich stellte mir ein Kind mit nackten Füßen an einem Wintermorgen im achtzehnten Jahrhundert vor und zog mir die Jacke fest um die Schultern.

Das alles sah und hörte, fühlte und schmeckte ich immer noch.

Nach Wanlockhead der Grey Mare's Tail Wasserfall.

Wir hatten uns für den leichteren Aufstieg entschieden, weil man für den schwereren schwindelfrei sein musste und nicht unter Höhenangst leiden durfte wie ich.

Mit offenen Augen und Ohren.

Die steilen Hänge mit Farn, Heide und Moos bewachsen. Bergziegen grasten über den Schluchten, weiße Körper, dunkler Kopf. Und ich stellte fest, dass man auch für den leichteren Aufstieg hätte schwindelfrei sein müssen. Der Weg so schmal, so glitschig. Wie ich mich an Jost festklammerte!

Schleier von Dunst. Ein intensiver Duft nach Erde und Feuchtigkeit. Und über allem das Tosen des hinabstürzenden Wassers.

Offene Augen und Ohren?

Wer war denn blind gewesen für die skurrile Schönheit von Abbotsford House? Wer hatte denn im Park den weißen Pfau mit seiner langen, eleganten Schleppe nicht gesehn, weil er wieder die Fenster zählte, um die Räume zuordnen zu können?

Ich hatte die Bilder noch alle im Kopf.

Das Studierzimmer Sir Walter Scotts. Die langen Reihen kostbarster Bücher. In Glasvitrinen und Regalen die reiche Ausbeute seiner Sammelleidenschaft. Geschenke, die er von Berühmtheiten seiner Zeit erhalten hatte. Bleiche Haarlocken. Die Pistole Rob Roys. Das Kreuz, das Maria Stuart am Tag ihrer Hinrichtung getragen haben soll.

Scotts Totenmaske, an der ich schnell vorbeiging, weil auf dem Gesicht eine solche Erschöpfung und eine so furchtbare Strenge lag.

Das Esszimmer, in dem in den letzten Wochen seines Lebens das Bett stand, nah beim Fenster, damit er auf seinen geliebten River Tweed hinuntersehn konnte.

Abbotsford House. Der Park. Die Ufer des Tweed. Alles so vertraut. Als hätten mir Träume diesen Ort schon vor langer Zeit gezeigt.

Mit offenen Augen und Ohren.

Jost warf die Papierschnipsel in den Abfalleimer und setzte Teewasser auf. Wir tranken den Tee schweigend, Jost mit Zucker, ich mit Milch. Zum ersten Mal schalteten wir den Fernseher an.

Nachdem mir das alles noch einmal durch den Kopf gegangen ist, habe ich kein schlechtes Gewissen mehr, mich aus dem Bett zu stehlen und mit meinen Sachen nach nebenan zu verschwinden.

Es ist lausig kalt, wie immer. Warme Sommernächte scheint es in Schottland nicht zu geben. Zum Trost mache ich mir diesmal ein richtiges Frühstück. Tee, Toast und Ei. Verwöhne mich, bevor ich die Tagebücher auf dem Tisch ausbreite.

Für diese Nacht habe ich mir das schmerzlichste Kapitel ausgesucht.

Es war ein tiefblauer Morgen. So, wie er an Geburtstagen sein sollte. Klarer Himmel. Klare Geräusche. Klare Gerüche.

Meine Mutter hatte einen Strauß Rosen geschnitten, Gloria Dei, die warmen gelben Blüten mit dem roten Rand fast alle noch geschlossen. Einen besonders schönen Zweig hatte sie meinem Vater auf den Teller gelegt.

Sie schenkte ihm eine Armbanduhr. Von mir bekam er ein Buch, das er sich gewünscht hatte, einen Wirtschaftskrimi, den ich schon vom Klappentext her ziemlich langweilig fand. Ganz im Gegensatz zu meinem Vater, der es sich nicht verkneifen konnte, die ersten beiden Seiten sofort anzulesen.

Fee lag noch im Bett.

Die Frau setzte sich zu dem Mann und Claire, trank aber nur eine Tasse Kaffee. Sie war daran gewöhnt, mit Fee zu frühstücken, später, wenn es still war im Haus, denn Fee ertrug die morgendliche Hektik nicht mehr.

Mein Vater hatte mir versprochen, mich zur Schule zu fahren. Aber bevor wir das Haus verließen, sagten wir Fee noch auf Wiedersehn.

Sie war wach und sah uns entgegen.

Mein Vater zog den Rollladen hoch, ließ das Licht ins Zimmer fließen.

»Schau dir dieses herrliche Geburtstagswetter an, Tigerchen.«

Er klappte das Gitter herunter, setzte sich zu Fee aufs Bett und küsste sie.

»Ich mache heute etwas früher Schluss und dann feiern wir. Nur du, Claire, Mama und ich. Ruh dich noch ein bisschen aus, denn es wird eine lange, rauschende Nacht. Die Nacht der vier Musketiere.«

Fee sah mich an. In ihren Augen war ein Lächeln.

Ich rieb meine Nase an ihrer, unser Eskimokuss. Dann spürte ich, wie sie die Wange leicht gegen meine drückte.

»Ich dich auch«, flüsterte ich.

Kurz darauf saßen mein Vater und ich im Auto und fuhren mit offenem Schiebedach durch diesen blauen Morgen.

»Das ist der schönste Geburtstag meines Lebens«, sagte mein Vater.

Ich sah, dass er wieder Pläne schmiedete, unvernünftige, absurde, grandiose Pläne für unser Leben mit Fee. Er drehte das Radio auf und sang mit und fuhr viel zu schnell.

»Hast du für mich auch einen Tee?«

Ein vorsichtiges Friedensangebot. Jost hält Streit nicht durch. Erst recht nicht, wenn sich nicht die Spur einer Versöhnung am Horizont abzeichnet.

»Oder bist du mir noch böse?«

Das eine hat mit dem andern nichts zu tun. Natürlich kann er Tee haben. Trotzdem bin ich ihm noch böse. Hat den ganzen Abend kein Wort mehr mit mir gesprochen, sich im Bett dann herumgedreht und ist eingeschlafen.

Bedeckter Himmel. Nieselregen. Es ist an der Zeit für ein Friedensangebot von meiner Seite.

»Hast du gut geschlafen?«, frage ich ihn.

»Im Gegensatz zu dir, ja.«

Zu früh. Die Stacheln stecken uns noch im Fleisch. Ich habe keine Lust auf Versöhnung. Versorge ihn trotzdem mit Tee und Toast und setze mich zu ihm an den Tisch. Wie ich sein Gesicht liebe, wenn es noch von Schlaf bedeckt ist.

»Und was machen wir heute?«, fragt er nach dem vierten Toast. Ruppig. Sein Friedensangebot hat er zurückgenommen.

»Ich fahre zur Inchmahome Priory«, sage ich und lasse keinen Zweifel daran, dass ich es so meine. *Ich* fahre zur Inchmahome Priory.

»Ah ja.« Er schiebt zwei weitere Toastscheiben in den Backofengrill.

Ich frage ihn nicht, was er vorhat. Und er verrät es mir nicht. Weil ich Frühstück gemacht habe, ist er mit Tischabräumen und Spülen an der Reihe. Ich nehme die Tagebücher und ziehe mich auf das Sofa zurück.

Der Mann und Claire waren gegangen. Die Frau setzte sich, noch im Bademantel, zu Fee aufs Bett. »Alte Langschläferin. Willst du den ganzen Tag vertrödeln?« Sie nahm Fees Hand und streichelte sie. »Ich mache jetzt rasch Ordnung in der Küche, dusche und danach frühstücken wir zusammen, ja? Ganz lange und ganz gemütlich.«
Fee sah ihr in die Augen. Ihre Finger bewegten sich.
»Ja«, sagte die Frau. »Ich beeile mich.«

Unter der Dusche. Diese immer gleichen Rituale. Als lägen nicht Welten zwischen dem Duschen meiner Mutter an jenem Morgen und meinem heute.

Mein Haar ist noch nass, als ich mich zu Fuß zur Anlegestelle aufmache. Am Herrenhaus vorbei dem Knick der Straße folge. Es hat aufgehört zu regnen. Der Himmel ist ein klein wenig heller geworden.

Ich gehe langsam. Habe Zeit.

Ein einziger Wagen ist auf dem Parkplatz abgestellt. Da ich ihn schon mehrmals hier gesehen habe, vermute ich, dass er dem Fährmann gehört.

Ich drehe die Tafel am Pier und warte.

Es dauert eine ganze Weile, bis Bewegung in das stille Bild des Sees kommt. Und es dauert wieder eine Weile, bis aus dem undeutlichen Punkt, der sich nähert, ein Boot geworden ist.

Mit meiner Vorstellung vom Boot eines Fährmanns hat es wenig zu tun. Es ist ein kleines, modernes Boot, weiß und blau, fröhlich.

Ebenso wenig hat der Fährmann Ähnlichkeit mit dem Fährmann, den ich mir ausgemalt hatte. Zu jung, zu modisch. Vierzig vielleicht, Jeans und Jeanshemd, mit einer knallroten Steppweste darüber.

Er legt an und bittet mich schon mal auf das Boot, um dann in dem unscheinbaren Fährhaus zu verschwinden. Ich sitze auf dem tuckernden Boot und warte wieder. Eine Viertelstunde etwa, dann kommt er zurück und wir fahren los.

Der Motor macht einen solchen Lärm, dass wir uns nicht unterhalten können. Das Wasser ist schiefergrau, der Wind, der über den See weht, reichlich kühl. In einem weiten Bogen steuert der Fährmann auf die Insel zu. Wenn unsre Blicke sich begegnen, lächelt er und ich lächle zurück.

Bezahlt habe ich schon am Pier. Nun darf ich auf der Insel bleiben, solange ich mag. Wenn ich wieder aufs Festland möchte, sagt der Fährmann, soll ich mich in dem Häuschen am Inselpier melden. Dort kann ich auch Informationsmaterial bekommen.

Am Inselpier liegt ein zweites Boot, weiß, blau. Und es gibt auch einen zweiten Fährmann. Älter als der, mit dem ich gefahren bin. Schwarz gekleidet. Aber auch er trägt eine rote Weste. Das Erkennungsmerkmal?

Außer einer Frau, die lesend auf einem Klappstuhl sitzt, und ihren beiden Kindern, die ein paar Meter weiter im Unterholz spielen, scheint kein weiterer Besucher auf der winzigen Insel zu sein. Das Zwitschern der Vögel und das Lachen der Kinder sind die einzigen Geräusche.

Nur einer meiner Reiseführer erwähnt die Inchmahome Priory und auch das nur beiläufig. Maria Stuart soll als Kind eine kurze Zeit auf der Klosterinsel verbracht haben, bevor man sie an den französischen Hof schickte, wo sie erzogen wurde und mit fünfzehn den Thronfolger heiratete.

Man hat die Augustinerabtei nicht für die Touristen aufpoliert. Moos wächst auf den Steinen der Ruine, Gras da, wo das Innere der Kirche gewesen ist.

Wenn alle Kirchen so wären, ausgelegt mit einem Teppich aus Gras und Gänseblümchen, darüber der offene Himmel, dann könnte ich vielleicht wieder beten.

Dann vielleicht.

Mit ein bisschen Phantasie und mit Hilfe der Tafeln kann man sich vorstellen, wie das Leben der Mönche hier früher gewesen sein muss. Sieht man sie in ihren Kutten durch den Garten gehn. Hört man ihren Gesang bei der Abendmesse.

Kann sein, dass man an einem solchen Ort Frieden findet.

Ich lege meine Tasche ins nasse Gras und setze mich darauf. Lasse den Blick wandern. Fotografiere. Weiß nicht, ob ich zurück will zu diesem Nachmittag, als ich aus der Schule kam.

Meine Mutter machte mir sonst immer auf, noch bevor ich klingeln konnte. Diesmal nicht. Aber ich dachte mir nichts dabei. Zog die Schlüssel aus der Tasche und öffnete die Tür.

»Mama?«

Keine Antwort.

»Fee!«

Es stand kein Topf auf dem Herd. Es roch nicht nach Essen. Die Rosen, die meine Mutter am Morgen geschnitten hatte, standen auf dem Küchentisch. Ihr Duft reichte nicht bis zu mir, aber ich meinte ihn in der Nase zu haben. Die Uhr an der Wand tickte leise.

Ich hörte Schritte auf der Treppe. Und dann stand mein Vater vor mir.

»Claire.«

Er streckte die Arme nach mir aus.

Und ich wusste, dass Fee gestorben war.

Fee hatte sie verlassen wie ein Schmetterling. Ganz leise und leicht.

Wie ein Schmetterling. Leise. Leicht.

14.

Ich kann nicht beten. Kann den dichten Grasteppich unter den Füßen spüren, durch die Bogenportale in die hohen Bäume sehn und in den Himmel.

Und Fee vermissen.

Aber ich kann nicht beten.

Bin ich deshalb hierher gekommen? Um zu beten?

Was sollte ich diesem Gott sagen, der zugelassen hat, dass Fee so leiden musste? Der kein Einsehen hatte und kein Mitgefühl?

Die Wege des Herrn sind unergründlich. Er legt die Lebenslinien der Menschen fest und die nennen es Schicksal.

Gottergeben.

Auch meine Mutter gehört zu ihnen. Ich habe deswegen oft mit ihr gestritten. Hasste dieses Wort, wenn sie es auf Fee anwandte, und konnte nicht verstehn, warum es ihr Trost gab.

Schicksal.

Es war Fees Schicksal, mit neunzehn zu sterben.

Es war mein Schicksal, sie zu verlieren.

Wieso kann es das Schicksal eines Mannes, der Frau und Kinder schlägt und Haus und Hof versäuft, wieso kann es sein Schicksal sein, trotz alledem achtzig zu werden?

Nein. Kein Gebet. Auch hier nicht, an diesem dafür so geeigneten Ort.

Fees Tod hat meine Eltern wieder mit der Kirche versöhnt. Und mit Gott. Der ihnen ihr Kind genommen hat.

Die Wege des Herrn.

Am zweiten Sonntag nach Fees Tod gingen der Mann und die Frau zum ersten Mal wieder in die Kirche. Der Mann trug einen grauen Anzug, die Frau ein braunes Kostüm. Die Kirche war voller Menschen in heller, bunter Sommerkleidung.
Durch das Mosaik der Fenster fiel bläuliches Licht. Vielleicht lag es an diesem klaren, schönen Licht, dass die Frau hinaufsah und den Schmetterling entdeckte, der eine Weile rastlos umherzuirren schien und sich dann mitten auf dem Blau niederließ.
Sie stieß den Mann an, zeigte hinauf. In diesem Augenblick faltete der Schmetterling seine Flügel auseinander. Er flog zielstrebig auf die Frau zu und setzte sich auf ihren Arm. Obwohl doch so viele Farben da waren, die ihn hätten anlocken können, saß er auf dem braunen Jackett und öffnete und schloss die Flügel, die leise zitterten und den Ärmel des Mannes beinahe berührten.
Eine ganze Weile blieb er so und ließ sich betrachten, ein Tagpfauenauge, zum Weinen schön, dann flog er wieder auf, zurück zum Blau des Fensters.

Für meine Eltern war es ein Zeichen. Ein Zeichen von Fee. Ihr wirklicher Abschied.

Mir hat sie so ein Zeichen nicht gegeben.

Wie ein Schmetterling. Leise. Leicht.

Ich suche die Mauern ab. Entdecke nichts. Kein Zeichen. Nur Moos und Gras.

Und es beginnt wieder zu nieseln.

Meine Mutter hatte Fee gewaschen und angezogen. Und nun lag Fee da, als schlafe sie.

Ihr Gesicht war ruhig und entspannt. Ihre Finger hielten den Hals der Plüschente umfasst.

Mir war, als müsse ich sie nur berühren, um sie aufzuwecken.

Aber etwas in ihrem Gesicht war fremd und hielt mich davon ab, zu nah an sie heranzugehn. Ein Ausdruck von … Entschiedenheit vielleicht. Das Fremde war überall in ihrem Zimmer spürbar. Wie in einem Raum, den man jahrelang nicht betreten hat.

»Ich habe aufgeräumt, geduscht und das Frühstück vorbereitet«, sagte meine Mutter leise. »Und als ich wieder in ihr Zimmer kam, da war sie gegangen.«

Davongeflogen.

Wie ein Schmetterling.

Ins Blau.

Wie konnte sie das tun? Mich allein zurücklassen.

Unvorbereitet.

»Ich dachte, sie hätte mir zum Geburtstag gratuliert«, sagte mein Vater mit einer viel zu alten Stimme. »Aber in Wirklichkeit hat sie sich von mir verabschiedet.«

Er berührte zärtlich Fees Gesicht. »Mein Gott! Wär ich doch zu Hause geblieben!«

Ich konnte Fee nicht berühren. Konnte nur dastehn und sie ansehn. Und wünschen, der fremde Ausdruck würde von ihrem Gesicht verschwinden, damit ich sie in die Arme nehmen könnte.

Auch von mir hatte sie sich verabschiedet. Fast konnte ich den leichten Druck ihrer Wange noch spüren.

Und ich hatte nicht gemerkt, dass es ein Abschied war! Hatte in der Schule gesessen wie jeden Tag, während zu Hause meine Schwester starb.

»Wieso habt ihr mich nicht geholt?«

Da stand ich am Bett meiner toten Schwester und schrie meine Eltern an.

»Wieso hast du Papa angerufen und mich nicht?«

»Claire«, sagte meine Mutter und hielt mir die Hände hin.

In diesem Augenblick klingelte es.

»Das wird Herr Huth sein«, sagte meine Mutter und ging hinunter, um ihm zu öffnen.

Fee war gerade ein paar Stunden tot und schon stand der Bestattungsunternehmer vor unserer Tür. Ihn hatte meine Mutter angerufen. Mich nicht.

Die Frau hat den Stuhl zusammengeklappt, die Kinder gerufen und ist mit ihnen gegangen. Es ist jetzt ganz still. Ich höre nur noch den Gesang der Vögel. Und dann Schritte hinter mir.

»Da bist du ja«, sagt Jost.

Dass einem die Knie beim bloßen Klang einer Stimme so weich werden können.

»Es tut mir Leid, Claire.«

Ich drehe mich nach ihm um und werfe ihm die Arme um den Hals.

»Ich vermisse sie so!«

Jost hält mich fest.

»Ich weiß«, murmelt er mir in den Nacken. Streichelwarm.

Gar nichts weiß er. Sein Bruder lebt ja noch. Er ist sogar gesund. So gesund, dass Jost nicht wusste, wie er mit meiner kranken Schwester umgehen sollte. Er hat nie mit ihr gesprochen. Hat ihr höchstens mal die Hand auf den Arm gelegt.

Weil er den Prognosen der Ärzte mehr geglaubt hat als Fees wachen Augen.

Die spärlichen Versuche, ihr etwas näher zu kommen, hat er nur meinetwegen unternommen. Um mich nicht zu verlieren.

Es hat meine Gefühle für ihn irritiert. Aber es hat sie nicht ausgelöscht. Mit der Zeit, habe ich gedacht, wird er begreifen.

Mit der Zeit. Aber wir hatten nur noch ein Jahr. Und diese Zeit hat nicht ausgereicht.

Wie also soll er wissen, was ich empfinde? Wie soll er sich die Leere vorstellen, die Fee in mir zurückgelassen hat?

Trotzdem will ich ihn. Immer und immer wieder.

»Sollen wir uns aufs Festland übersetzen lassen?«, fragt er.

Ich schüttle den Kopf.

»Sieh dich ruhig um. Ich setze mich noch ein bisschen hierhin.«

Er zieht die Jacke aus und legt sie für mich auf das Gras. Küsst mich. Und verschwindet in der Ruine.

Fee sollte zu Hause bleiben. So, wie es früher auf den Dörfern üblich gewesen war. Alle, die es wollten, sollten sich in der Umgebung von ihr verabschieden können, in der sie gelebt hatte.

Sie blieb zu Hause. Zwei Tage lang.

Tante Edith und Onkel Benno schickten eine Karte mit vorgedrucktem Text. Alle andern kamen.

Nur ich mied das Zimmer, das nicht mehr Fees Zimmer war, sondern das Zimmer meiner toten Schwester. Der Rollladen war heruntergelassen, doch nicht mal im Halbdämmer brachte ich es fertig hineinzugehn.

Meine Eltern nahmen Abschied. Die Familie. Die Mitglieder unserer Gruppe. Albert und Hubert. Fees Lehrerin.

Ich ging nicht zur Schule. Blieb nicht zu Hause. Lief im Wald herum und redete mit Fee. Wenn ich sie irgendwo finden konnte, dann hier, wo wir so oft zusammen gewesen waren.

Aber ich fand sie nicht. Nicht hier. Nirgendwo.

Mein Fährmann bringt uns zurück. Seine rote Weste leuchtet wie eine Blume über dem Wasser. Hinter uns wird die Insel zur Erinnerung.

Jost hat mir den Arm um die Schultern gelegt. Nicht mehr auf der Insel, noch nicht auf dem Festland.

So fühle ich mich.

Irgendwo dazwischen.

15.

Wir sind im Dunkeln aufgebrochen. Haben das Morgenlicht auf den Hügeln zaudern sehn. Nur die Vögel waren schon vor uns wach.

Endlich in die Highlands.

Den Abend hatten wir über meinen Büchern und der Landkarte verbracht und die Route festgelegt (und dabei Chips gegessen und Wein getrunken, bis sich das Zimmer um mich drehte).

Crieff. Trochry. Dunkeld. Aberfeldy. Pitlochry. Blair Atholl. Kingussie. Aviemore. Carrbridge.

Inverness.

Der nördlichste Punkt, den wir an einem Tag mühelos erreichen können.

»Nimm den Fotoapparat mit«, hatte Jost gesagt. »Wenn du Nessie im Profil erwischst, wirst du steinreich.« Dabei ist er der Letzte, der an Seeungeheuer glaubt.

Nach Inverness und Loch Ness wieder zurück.

Drumnadrochit. Fort Augustus. Invergarry. Spean Bridge. Fort William. North Ballachulish. Kentallen. Portnacroish. Creagan. Oban. Crianlarich.

Diese verwunschenen Namen. Als hätten Elfen sie mit kristallenen Stäben in die Welt geschrieben. Namen wie aus einem Gedicht. Wie Sternenstaub.

Eine viel zu kurze Nacht. Josts Haut vom Sternenstaub bedeckt. Und die Möbel tanzten.

Blair Castle schwanenweiß in der Sonne, ein Märchen aus Türmen, Zinnen, Erkern und zierlichen Sprossenfenstern. Dass man so etwas besitzen kann! Hausherr ist der Duke of Atholl vom Murray Clan, der einzige Brite, der eine private Armee unterhält. Die Atholl Highlanders. Jedes Jahr Ende Mai halten sie hier eine Parade ab.

Our Resident Piper plays in front of the Castle most days during the season, steht in dem Prospekt, den wir an der Kasse erhalten. Leider ist heute keiner dieser Tage.

»Eine Armee von achtzig Mann«, sagt Jost. »Lächerlich.«

Ich würde es eher kauzig nennen, fast schon sympathisch.

»Wie viele von ihnen spielen wohl Dudelsack?«, frage ich.

»Drei oder vier reichen wahrscheinlich aus, um den Feind in die Flucht zu schlagen.«

Jost hat keine Probleme mit seinen Vorurteilen. Er kauft Eintrittskarten und wir betreten das Schloss. Hand in Hand.

Die Eingangshalle mit ihren schweren Holzverkleidungen und der bedrückenden Sammlung von Jagdtrophäen. Die Gemäldetreppe mit den Familienporträts aus drei Jahrhunderten. Die kunstvolle Stuckdecke im Speisesaal. Das Porzellanzimmer. Das Kostümzimmer. Der Ballsaal. Die Schlafgemächer. Die Ankleideräume. Die Brüsseler Tapisserien im Gobelinzimmer.

Alles komplett eingerichtet. Als hätte jemand von einem Augenblick auf den andern die Zeit zurückgedreht. Ich sehe die feinen Damen von damals beim Tee im Salon. Belausche ihr Gespräch. Rieche den Duft ihres Puders im Ankleidezimmer.

Und stelle mir Blumen vor. Überall auf den Tischen, Tischchen und Konsolen. Und jede einzelne Blüte spiegelt sich auf dem glänzenden Holz.

Solcher Reichtum ist unvorstellbar für mich. Zweiunddreißig Räume stehen den Besuchern offen. Darüber hinaus gibt es noch den privaten Bereich, der von der Familie des Schlossherrn bewohnt wird.

»Klar sind sie reich«, sagt Jost. »Guck dir nur mal die Eintrittspreise an.«

Das naturhistorische Museum ersparen wir uns. Lieber sehn

wir uns den Schlosspark an. Und hier, auf den weiten, smaragdgrünen Rasenflächen, bestanden von ausgewählten, jahrzehntealten Baumriesen, steigt in Jost der blanke Neid hoch.

»Da können die einen sich nicht mal eine Mietwohnung mit Balkon leisten und den andern gehört das Paradies.«

»In das im Sommer die Urlauber einfallen wie die Fliegen«, sage ich.

Das scheint Jost ein wenig zu trösten.

»Stell dir vor, wildfremde Leute machen Picknick auf deinem Grund und Boden und stecken die Nase in dein Familiensilber«, spinne ich den Faden fort.

»Familiensilber«, sagt Jost grimmig. »Unser Besteck ist aus rostfreiem Edelstahl. Und die Möbel in meinem Zimmer rufen auch nicht gerade Begeisterungsstürme hervor. Ikea. Quadratisch. Praktisch. Gut.«

Ich lache, hake mich bei ihm ein.

»Liebst du mich auch ohne eigene Armee?«, fragt Jost. »Ohne Gemäldetreppe und ohne blaues und rotes Schlafgemach?«

»Wäre es denn ein großes Problem für dich, ein paar Gemälde über eurer Treppe aufzuhängen und dein Zimmer rot und blau zu streichen?«

»Kein unüberwindliches. Bleibt die Privatarmee.«

»Das hab ich mir schon immer gewünscht, einen Zivi mit privater Armee.«

Darüber lachen wir noch, als wir im Schlossrestaurant Tee trinken. Man sieht uns schräg von der Seite an. Aus irgendwelchen Gründen ist die Stimmung gedämpft und wir sind hereingeplatzt wie ein Gewitterregen in eine Grillparty.

»Lass uns weiterfahrn«, flüstert Jost. »Durch das wirkliche Paradies. Für das kein privater Besitzer Eintritt verlangen kann.«

Das wirkliche Paradies.

Einige Tage vor unserer Abreise kam Albert, um mir noch ein paar Tipps für Schottland zu geben. Ich bot ihm etwas zu essen an, aber er hatte keinen Hunger. Dabei sah er aus, als hätte er seit Tagen nichts mehr gegessen. Wir setzten uns an den Teich, die Terrasse im Rücken, denn wir konnten ihren Anblick nicht ertragen.

Albert zog eine Fotokopie aus der Tasche und gab sie mir.

Es war ein Gedicht.

IN DEN HIGHLANDS

Einmal, noch vor erschaffung des menschen,
versuchte sich gott als kupferschmied

So entstand
der herbst in den Highlands

Dann verließ gott die einsamen berge für immer

Er war noch jung,
aber schon gott

In den kesseln
blieb ewiges wasser zurück

Du kannst die geduld wiederfinden,
die gott hier verlor

Ich verzog den Mund.

Gott.

Und nachdem er sich an Fee versucht hatte und nicht zufrieden war, zerstörte er sie wie eine misslungene Skulptur.

»Gefällt es dir nicht?«, fragte Albert.

»Gefällt es *dir?*«, fragte ich zurück.

»Mir kommt es auf den letzten Satz an«, sagte er. »Der stimmt.«

Seine Körperhaltung, seine Augen, alles an ihm drückte das Unbehagen aus, die leere Terrasse im Rücken zu wissen. Er wirkte zerfahren, fuchtelte mit den Händen, stieß sie in die weiten Taschen seiner Rapperjeans und zog sie wieder hervor. Sie flatterten umher wie Vögel, die es versäumt haben, rechtzeitig einen Unterschlupf für die Nacht zu finden.

»Die Highlands strahlen eine unendliche Ruhe aus.«

Wieder verkrochen sich seine Hände in den Taschen.

»Ich hab diese Ruhe nicht mehr.«

Seine Augen wurden feucht.

»Verdammt noch mal! Warum Fee?«

Ich legte den Kopf in den Nacken, plinkerte das Nasse aus den Augen und starrte in die Birke. Darüber dehnte sich Fees Himmel, weit.

»Glaubst du, dass sie jetzt da oben ist?«, fragte ich wie ein kleines Kind.

Albert zuckte mit den Schultern. »Ich hab nie an so was geglaubt wie ein Leben nach dem Tod. War immer davon überzeugt, dass nach dem Sterben Schluss ist.«

Wieder gingen seine Hände auf Wanderschaft. Zupften an der Hose. Strichen über den Tisch. Spielten mit dem Glas, in dem noch ein Rest Cola war, lauwarm inzwischen.

»Aber sie hätte es verdient, da oben zu sein. Weil der Himmel ihr immer so wichtig gewesen ist.«

Er versuchte ein Lächeln, das ihm zu einem betretenen Grinsen verrutschte.

»Eigentlich spür ich sie überall. Auf dem Friedhof. Bei der Arbeit in der Schule. Hier. Vielleicht in der Birke. Und sie hört uns zu, wie sie das immer getan hat. Und hebt den Mundwinkel, weil ihr unsre Trauer nicht gefällt.«

Ja. Das war ihre Art, Unmut zu äußern. Ich sah sie vor mir. Aber so wollte ich sie nicht sehn. Ich wollte mich an das Lachen in ihren Augen erinnern.

»Kann ich noch was zu trinken haben?«, fragte Albert.

Ich ging mit den Gläsern in die Küche, goss Cola hinein und gab Eiswürfel dazu. Sie klirrten leise, als ich zu Albert zurückkehrte.

Er trank.

»Der Glaube an die Wiedergeburt«, sagte er, »war für mich immer Spinnerei. Ich hab nicht mal hingehört, wenn jemand darüber redete.«

Bei mir war das anders. Ich hatte genau zugehört. Und Bücher darüber gelesen. Zuerst hatte ich die Vorstellung, ein Leben nach dem andern zu leben, tröstlich gefunden. Doch dann hatte mich der religiöse Aspekt daran abgeschreckt. Niemals würde ich Fees Behinderung als Sühne für ein verfehltes früheres Leben akzeptieren.

»Seit Fees Tod grüble ich darüber nach«, sagte Albert. »Sie ist mir immer vorgekommen wie eine weise alte Frau. Du konntest es an ihren Augen erkennen.«

Er fischte ein Eisstückchen aus seinem Glas, lutschte es ab und rieb sich damit über die Stirn. Dann warf er es wieder ins Glas.

»Vielleicht ist doch was dran an der Wiedergeburt.«

Die alte Seele.

»Du hast dich schon vorher damit beschäftigt«, sagte ich. »Du hast ihr dieses Gedicht mit ins Grab gegeben.«

Albert nickte.

»Ich hab damit angefangen, als es ihr immer schlechter ging. Wahrscheinlich nur, um sie nicht ganz zu verlieren.«

Ich spürte einen leichten Schmerz in den Schläfen. Dieses Gespräch war zu viel für mich.

»Sie war meine Schwester«, sagte ich. »Und das wird sie immer bleiben. Ich könnte nicht damit leben, in jedem Kind Fee zu vermuten.«

»Aber sie würde leben«, sagte Albert.

Eine Wespe war in meine Cola gefallen und paddelte panisch darin herum. Ich schüttete das Glas aus und rettete sie.

Fees Grab konnte man schon von weitem erkennen. An der kleinen, bunt behängten Weide.

Ich hatte meine tote Schwester nicht sehen wollen. Doch an ihr Grab zog es mich jeden Tag. Ich suchte sie. Aber ich fand sie nicht.

Auch diesmal sah ich nur die Geschenke, die man ihr gebracht hatte. Ein kleines Windrad. Ein hölzerner Hahn. Ein Körbchen mit Anemonen. Steine. Muscheln. Ein Glückskäfer aus Ton. Und ein großer Schmetterling an einem dünnen Stab aus Metall.

Ich legte nie etwas auf das Grab.

»Spürst du sie nicht?«, fragte Albert.

Ich schüttelte den Kopf. Der Schmerz in den Schläfen hatte sich allmählich über die Stirn gezogen.

Er legte mir den Arm um die Schultern. Sein Haar wehte mir ins Gesicht. Es hatte einen guten Geruch. Zuverlässig. Vertraut.

Und wie jedes Mal war das Verlassen des Friedhofs eine Flucht.

Eine ganz und gar weibliche Landschaft. Runde Formen, die sich sanft aneinander schmiegen. Die Berge grün. Grau. Blau. Die höchsten von Schnee getupft.

Und überall grasende Schafe. Manche dicht am Straßenrand, manche sogar mitten auf der Fahrbahn.

Die Nebenstraßen oft nur einspurig, Ausweichbuchten, mit Schotter bestreut.

Wenige Fahrradtouristen. Wanderer. Nie habe ich eine so einsame, stille Landschaft gesehn. Nur hier und da ein kleines, buckliges, weißes Haus. Karg. Ärmlich. Nässeflecken im Verputz.

Ich finde alles wieder, wovon Albert mir erzählt hat.

Nur nicht das Licht.

Gegen Mittag erreichen wir Inverness und stellen das Motorrad ab.

Inverness ist die Hauptstadt der Highlands. Sie wird geteilt vom River Ness und der Himmel darüber ist heute von zarten Schleiern überzogen.

Von einer der Brücken aus mache ich ein paar Fotos. Das Wasser ist ganz ruhig, unbewegt. Es spiegelt den Himmel, die Pfeiler der nächsten Brücke. An den Ufern werfen die Häuser ihre Schatten.

Wir mischen uns unter die Urlauber, sind am nördlichsten Punkt unserer Reise angelangt. In Inverness öffnen sich die Türen zu den Northwest Highlands. Die wir leider nicht mehr kennen lernen können.

»Aber beim nächsten Mal«, sagt Jost. »Versprich mir, dass wir irgendwann wieder nach Schottland fahren.«

Irgendwann.

Er plant eine Zukunft mit mir. Dabei stolpere ich immer noch in der Vergangenheit herum.

Ich küsse ihn. Wir verstellen den Leuten den Weg und es ist uns egal. Sie gehn um uns herum wie um ein Denkmal. Jeder sieht es, aber keiner schaut genau hin.

»Ich habe Hunger«, sage ich.

»Schon wieder?«

»Küssen macht mich immer furchtbar hungrig.«

»Mich auch.« Seine Lippen zupfen an meinem Ohrläppchen.

»Aren't they beautiful?«

Die Stimme gehört zu einer von zwei alten Frauen und sie meint uns. Verlegen mache ich mich von Jost los. Die Frauen lächeln uns zu. Im Lächeln sind sie einander plötzlich sehr ähnlich.

Schwestern.

Wie alt? Siebenundsiebzig? Zweiundachtzig?

Wenn Fee gesund gewesen wäre, hätten auch wir in vielen Jahren als alte Damen einen Einkaufsbummel machen können. Nach einem langen, verwinkelten Leben. Und unsre Erinnerungen wären dieselben gewesen.

Weißt du noch?

In einem Selbstbedienungsrestaurant essen wir jeder eine mit Käse überbackene Riesenkartoffel, dazu baked beans. Eine abenteuerliche Kombination und eine echte Herausforderung für die Geschmacksnerven.

Weißt du noch?

Jost verliert. Nach der Hälfte gibt er auf und schiebt angewidert den Teller beiseite.

Wir steigen zur Burg hinauf und blicken hinunter auf die Stadt, die umgrenzt ist von Bergen. Das ferne Wasser des Moray Firth schimmert wie graue Seide.

Weißt du noch?

Ich will jetzt nicht daran denken. Will überhaupt nicht denken.

Wegen seiner strategisch bedeutenden Lage wurde Inverness immer wieder hart umkämpft und im achtzehnten Jahrhundert sogar vollständig niedergebrannt. Durch den Bau des Caledonian Canal erlebte die Stadt dann Mitte des letzten Jahrhunderts einen gewaltigen Aufschwung. In den sechziger Jahren hatte sie unter einer brutalen Kahlschlagsanierung zu leiden. Es gibt nur noch wenige historische Gebäude. Doch die erkennt man von hier oben nicht.

Trotzdem mag ich diese Stadt. Vielleicht nur, weil Albert sich einmal verliebt hat in sie.

»Unser letzter Ausflug«, sage ich und weiß nicht, was mir schwerer im Magen liegt, das Mittagessen oder das jetzt schon aufkeimende Heimweh nach Schottland.

»Denk nicht darüber nach«, sagt Jost. »Noch sind wir hier und jede Sekunde ist kostbar.«

Er hat Recht. Wir sind in den Highlands. Immer noch.

16.

Loch Ness.

Das ist, als stünde ich plötzlich vor dem schlafenden Dornröschen. Oder vor Aschenputtels verlorenem Schuh. Als schüttelte Goldmarie die Schneekissen über mir aus. Als bräuchte ich nur die Hand auszustrecken, um einen Lebkuchen vom Knusperhäuschen abzubrechen.

Ich habe als Kind an Nessie geglaubt. So wie ich an die Kräfte des Herkules geglaubt habe, an Siegfrieds Tarnkappe, an das Hochzeitsbett des Odysseus und an Gott.

Der Heilige Gral. Hades und Olymp. Riesen und Zauberschwerter.

Damals habe ich daran geglaubt.

Und jetzt stehe ich mitten in meiner Kindheit, andächtig, sprachlos, und es dauert eine Weile, bis ich den leisen Spott in Josts Augen entdecke.

»Lach ruhig«, sage ich und tauche die Hand ins Wasser.

Loch Ness.

Unwillkürlich sucht mein Blick die leicht gekräuselte Oberfläche ab.

Es ist ein seltsamer See. Sechsunddreißig Kilometer lang und nur anderthalb Kilometer breit. Die genaue Tiefe kennt man nicht. Es wurden dreihundertfünfundzwanzig Meter gemessen. Man weiß aber, dass er noch tiefer sein muss.

Gleichgültig, wie heiß der Sommer ist, die Temperatur des Wassers steigt nie über sieben Grad. Im Winter jedoch friert der See niemals zu. Noch nie ist die Leiche eines Ertrunkenen wieder nach oben gekommen. Alles wird festgehalten vom Faulschlamm am Grund. Versuche, die unteren Regionen zu erkunden, scheiterten jedes Mal am trüben Wasser, das von Torfpartikeln durchsetzt ist.

Günstige Bedingungen für das Entstehen unheimlicher Geschichten, die Jahr für Jahr das Sommerloch der Zeitungen füllen. Und das Bedürfnis der Menschen nach dem Unerklärlichen befriedigen.

Das bekannteste Foto von Nessie, aufgenommen 1934, hat sich in den neunziger Jahren als frecher Schwindel entpuppt. Da erzählte, kurz vor seinem Tod, einer der Beteiligten zwei Loch-Ness-Forschern, man habe der Sensationslust der Presse einen Streich spielen wollen, eine Attrappe angefertigt, sie auf ein Spielzeugunterwasserboot montiert und dann fotografiert.

»Genial«, sagt Jost begeistert. »Er hätte das nie aufdecken sollen.«

»Und wenn er andere Absichten hatte?« So leicht gebe ich meine Märchen nicht her. »Woher willst du wissen, dass er die Wahrheit gesagt hat?«

Zum ersten Mal berichtete schon im Jahr 565 der irische Missionar Columban von der Begegnung mit einem Seeungeheuer. Angeblich gelang es ihm, das furchtbare Wesen zu vertreiben, was seiner späteren Missionarstätigkeit äußerst dienlich war. Ein zweites Mal soll das Ungeheuer im sechzehnten Jahrhundert gesehen worden sein. Erst ab 1933, als am Nordufer des Sees die Straße gebaut wurde, häufen sich die Berichte von Augenzeugen.

»Es gibt Fotos und Filmaufnahmen, von denen man mit Sicherheit weiß, dass sie nicht manipuliert worden sind«, sage ich.

»Reichlich undeutliche vermutlich.«

Jost ist ein Mensch, der mit beiden Beinen in der Wirklichkeit steht. Der niemals auch nur die Andeutung eines Verlangens spürt, die Wirklichkeit zu verlassen. Obwohl er sie bei seiner Arbeit im Rettungsdienst tagtäglich von ihrer schwärzesten Seite sieht.

Trotzdem erzähle ich weiter.

Scharen von Forschern begannen, sich mit dem Phänomen des Seeungeheuers zu beschäftigen. Man stellte die Theorie auf, es handle sich um einen Plesiosaurus, der hier überlebt habe, in einem See, der wie kein zweiter dafür geeignet war, denn er bietet Tiefe, verfügt über geschützte Spalten und Höhlen und einen ganz außergewöhnlichen Reichtum an Nahrung.

Das Ungeheuer bekam einen Namen. *Nessiteras rhombopteryx*.

Schließlich versuchte 1976 ein amerikanisches Team von etwa dreißig Wissenschaftlern, dem Rätsel auf die Spur zu kommen. Sie arbeiteten mit hoch spezialisierten Geräten und orteten in der Tiefe mehrere große, bewegliche Objekte.

Nach Meinung dieser Wissenschaftler könnte Nessie ein Wirbeltier von zehn bis fünfzehn Metern Länge sein, ein Riesenmolch oder ein überdimensionaler Salamander. Und davon müsste es etwa dreißig bis fünfzig Exemplare geben, denn sonst hätte die Art nicht Jahrhunderte überdauern können.

»Und es ist noch kein Kopfgeld für Nessie ausgesetzt worden?«, fragt Jost. »Oder für einen ihrer Brüder und Schwestern?«

»Doch. Die irische Guinness-Brauerei hat eine hohe Belohnung ausgesetzt. Allerdings steht Nessie schon lange unter Naturschutz.«

»Diese Feinfühligkeit würde ich mir für die Wale wünschen«, sagt Jost. »Von denen weiß man immerhin, dass es sie wirklich gibt, dass es intelligente, friedliche Tiere sind. Und trotzdem dürfen sie grausam abgeschlachtet werden.«

Wir spazieren ein Stück am Ufer entlang.

»Würdest du dich trauen, zum anderen Ufer zu schwimmen?«, frage ich.

Jost wirft einen abschätzenden Blick hinüber.

»Klar. Aber das Wasser ist mir zu kalt.«

Eine feine Ausrede.

»Und mit Schutzanzug?«

»Kein Problem. Es sind ja nicht mal zweitausend Meter.«

»Die Länge der Strecke schreckt mich auch nicht ab«, sage ich und halte den Satz in der Schwebe.

»Ach, du meinst wegen Nessie?« Er hebt die Schultern. »Nach allem, was ich gehört habe, soll sie doch recht freundlich sein.«

»Den ersten Berichten zufolge nicht. Danach soll sie Menschen verschlungen haben.«

Jost lässt Steine übers Wasser hüpfen. Er kann das gut. Sie springen weit hinaus. Das macht kleine, fröhliche Geräusche.

»Das Leben dauert nicht ewig«, sagt er leichthin.

Es ist ihm gar nicht aufgefallen, dass er vom Tod gesprochen hat.

Er hat Recht. Das Leben dauert nicht ewig. Manchmal endet es schon, bevor es richtig begonnen hat.

»Schöne Grüße von Albert!«, rufe ich über den See, bevor wir zum Motorrad zurückgehn.

»Wie bitte?«, fragt Jost.

»Ach, nichts.« Ich ziehe einen kleinen, herzförmigen Stein aus dem Wasser und verstaue ihn sorgsam in meiner Jackentasche.

»Wenn ihr in den Highlands seid, grüß Nessie von mir.« Albert sah auf seine Hände. »Und sag Fee, dass ich an sie denke.«

Wir waren vom Friedhof zurück, hatten in meinem Zimmer Musik gehört und geredet.

Ablenkungsversuche.

Wie alles, was ich tat.

Ich verbrachte wenig Zeit zu Hause. Meine Eltern bemühten sich, Gespräche mit mir anzufangen, aber ich blockte sie ab. Ich wollte nicht mit ihnen über Fee sprechen. Nicht mit meiner Mutter, aber auch nicht mit meinem Vater. In seinen Augen stand immer der Schmerz, der auch in mir hockte.

Meiner Mutter sah man den Schmerz nicht an. Sie stürzte sich von einer Aktivität in die andere. Das ganze Haus hatte sie umgekrempelt, Möbel verschoben, überall hübsche, belanglose Dinge verteilt. Bis alles neu wirkte und wie von andern bewohnt.

Nur mein Zimmer und das von Fee hatte sie unverändert gelassen. Aber sie hatte all ihre Sachen weggegeben, die Kleidung, die Bücher, den Rollstuhl.

»Ich möchte das nicht horten«, hatte sie gesagt, »wo ich doch weiß, dass es Menschen gibt, denen wir eine Freude damit machen können.«

Weniges hatte sie behalten. Ein paar Erinnerungsstücke.

Auch ich hatte etwas von Fee aufbewahrt, eine grüne Wolljacke, die sie gern getragen hatte, weil sie leicht war und besonders gut wärmte. Sie lag in meinem Schrank und ich zog sie manchmal hervor, hielt sie mir ans Gesicht und atmete Fees Geruch ein.

Grüß Nessie von mir. Und sag Fee, dass ich an sie denke.

»Am Loch Ness?«, fragte ich.

Albert nickte. »Da sollst du Nessie grüßen.«

»Und Fee? Wo … »

»Das wirst du merken, wenn du da bist«, sagte er.

Albert liebt es, sich in Andeutungen zu ergehen und die Leute im Zweifel zu lassen.

»Sag ihr, dass sie mir fehlt. Versprich es, Claire!«

Auch das noch!

Aber dann sah ich ihm in die Augen. Und ich merkte, dass es ihm wichtig war.

»Also gut. Ich verspreche es.«

Den ersten Teil meines Versprechens habe ich gehalten. Ich sitze hinter Jost, die Arme um ihn geschlungen, und halte den Blick auf das Wasser gerichtet, denn wir fahren am Loch Ness entlang. Ab und zu verschwindet der See hinter Bäumen und Sträuchern und kommt dann wieder zum Vorschein. Glitzernd. Als lägen Diamanten auf ihm verstreut.

Jost fährt viel zu schnell. Wahrscheinlich hat er sich darüber geärgert, dass ich ihm Alberts Gruß nicht erklärt habe.

All die Berührungspunkte zwischen Albert und mir. Diese sonderbare Verwandtschaft. Wo soll ich da mit dem Erklären anfangen?

Was mir wichtig war, habe ich immer mit Fee besprochen. Und mit Albert.

Ich tue es immer noch.

Kaum ein Tag in Schottland ohne einen Gedanken an Albert.

Kein Tag, an dem ich nicht mit Fee geredet hätte.

Obwohl sie mir keine Antwort mehr gibt.

17.

Der Junge im Rollstuhl fällt mir sofort auf. Obwohl er umringt ist von Erwachsenen. Die Kinder, die zu dieser Gruppe gehören, zeigen jeglichem historischen Interesse die kalte Schulter. Ein wenig abseits spielen sie ein Spiel, das ich nicht kenne. Ein Spiel, bei dem sie Steine werfen, hüpfen und Zahlen murmeln.

Die Erwachsenen beraten sich. Offenbar geht es darum, ob sie die Aussichtsplattform besuchen sollen, denn immer wieder wandern die Blicke hinauf.

Urquhart Castle wurde von einigen Schottlandreisenden der Vergangenheit als grimmig, schroff und abweisend beschrieben, ein Eindruck, auf den ich vorbereitet war, den ich jedoch nicht teilen kann. Die stark verfallene Ruine strahlt ernste Würde aus und große Verlassenheit. Aber die Sonne taucht die grasbewachsenen Hügel und Mulden und den groben Sandstein in ein warmes Licht.

Ich habe diesen Ort sofort ins Herz geschlossen. Von einem Felsvorsprung aus blickt die Burg direkt auf Loch Ness (von hier aus soll Nessie besonders oft gesichtet worden sein). Ende des siebzehnten Jahrhunderts wurde die Anlage, die als uneinnehmbar galt, zerstört. Durch eine Sprengung oder ein Feuer. Da widersprechen sich die Reiseführer.

Die Plattform befindet sich in einem Turm, dessen rechte Seite vollständig weggebrochen ist. Da ich meine Höhenangst kenne, verzichte ich auf den Aufstieg. Ich würde mich doch nur am Geländer festklammern und die Aussicht nicht genießen können.

Jost allerdings hält es nicht unten. Wo es eine Zinne zu erklimmen gibt, muss er hinauf. Ebenso entscheiden sich die Erwachsenen der kleinen Gruppe. Ihre Kinder spielen weiter. Der Junge im Rollstuhl bleibt allein zurück.

Es sind Urlauber aus Schwaben. Ihr Dialekt ist unverkennbar. Lachend und schwatzend folgen sie Jost in den Turm.

Ich gehe auf den Jungen zu. Er ist fünfzehn oder sechzehn und anscheinend zu schwer, als dass ihn jemand hätte hinauftragen können. Still sitzt er da, den Kopf ein wenig zur Seite geneigt, und sieht auf den See hinunter.

Genau so hätte Fee dagesessen.

»Hallo«, sage ich.

Der Junge sieht mich an, antwortet mir aber nicht.

Ich setze mich neben ihn, auf eine niedrige Mauer. Von oben regnet es Rufe.

»Alexander! Lenchen! Markus! Rieke! Huhu!«

Der Junge hebt nicht den Kopf. Er sieht mich unverwandt an.

»Bist du Alexander?«

Er reagiert nicht.

»Oder Markus?«

Etwas wird in seinen Augen wach.

»Du bist also Markus.« Ich halte ihm die Hand hin. »Ich heiße Claire.«

Seine Hände zucken, bleiben aber auf seinem Schoß liegen. Auf einer rot und grün karierten Wolldecke. Wahrscheinlich hier gekauft, als Urlaubserinnerung.

Ich berühre seine Hände. Flüchtig nur.

»Mir wird immer schwindlig, so hoch da oben«, sage ich. »Deshalb bin ich lieber unten geblieben.«

Er verzieht die Lippen, wie Fee es tat, wenn sie an etwas Unangenehmes dachte oder mit etwas nicht einverstanden war.

»Du magst die Höhe auch nicht?«

Er schließt für einen kurzen Moment die Augen.

»Die Erde ist sicherer, stimmt's?«

Ein kleines Lachen in seinen Augen, Bewegung in seinen Händen.

»Meine Schwester hat auch einen Rollstuhl«, erzähle ich ihm. »Er ist ganz bunt, genau wie deiner.«

Kurz habe ich überlegt und beschlossen, ihm Fees Tod zu verschweigen.

»Und sie hat auch eine Decke. Allerdings ist sie nicht so schön wie diese. Habt ihr sie hier in Schottland gekauft?«

Sein Gesicht sagt: ja.

In diesem Augenblick kommt eine Frau auf uns zu. Fröhliches rotes Haar, streichholzkurz.

»Guten Tag«, sagt sie. Abwartend.

»Hallo.« Ich stehe auf und strecke ihr die Hand hin. »Ich habe mich ein bisschen mit Markus unterhalten. Zwei, die unter Höhenangst leiden, fühlen sich sofort verbunden.«

Überrascht sieht sie mich an. Woher weiß ich, dass er Markus heißt? Woher weiß ich, dass er Höhe nicht mag? Sie stellt mir diese Fragen nicht, aber sie sind in ihrem Kopf.

»Es macht ihm nichts aus, ab und zu auf uns zu warten«, sagt sie. Schon stecke ich sie in die Schublade derer, die über ihre behinderten Kinder hinwegreden, da streicht sie ihm über die Schulter. »Ist es nicht so, Markus?«

Er sieht zu ihr auf und sie geht neben dem Rollstuhl in die Hocke. »Und diesmal hattest du ja eine nette Gesprächspartnerin.«

»Aaeeh«, sagt Markus und seine Augen lachen mich an.

Ich berühre noch mal seine Hände.

»Einen wunderschönen Urlaub wünsch ich dir. Und vielleicht hast du ja Glück und siehst Nessie.«

Er verzieht die Lippen.

»Du glaubst nicht an sie?«

Nein. Er glaubt nicht daran.

In seinen Augen ist eine Frage.

»Ob ich an sie glaube?« Ich sehe aufs Wasser hinunter. »Ein bisschen ja und ein bisschen nein. Ich kann mich nicht entscheiden.«

Ich verabschiede mich von ihm, dann von der Frau, und gehe zu Jost, der beim Turm auf mich wartet.

»Es war beinah wie ein Gespräch mit Fee«, sage ich und winke Markus noch einmal zu.

»Er winkt nicht zurück«, sagt Jost.

»Das kann er nicht.«

»Was fehlt ihm denn?«, fragt Jost.

»Meinst du, ich habe ihn nach seiner Krankengeschichte gefragt?« Ich höre selbst, wie bissig das klingt. »Er kann sich kaum bewegen und er kann nicht sprechen. Und jetzt frag mich bloß nicht, wieso ich mich dann mit ihm unterhalten konnte!«

»Ich weiß, dass du dich mit Fee unterhalten konntest«, sagt Jost. »Dass ich es nicht konnte, hat mir schwer zu schaffen gemacht.«

Es ist das erste Mal, dass er darüber spricht.

Dann verließ gott die einsamen berge für immer

Wir haben beschlossen, auf einen Besuch im *Official Loch Ness Monster Exhibition Centre* zu verzichten, haben nicht das Bedürfnis, den Theorien über die Existenz eines oder mehrerer Seeungeheuer, die wir bereits kennen, neue hinzuzufügen. Uns ist auch nicht nach einer geballten Ansammlung von Touristen.

Schon das Foto einer in einem Teich installierten, riesengroßen Bronzeplastik von Nessie, das wir in einem der Reiseführer gesehen haben, hat uns abgeschreckt.

Lieber die Einsamkeit.

Zusammen mit Jost.

In den kesseln
blieb ewiges wasser zurück

Wasser, Hügel, Berge. Alles wirkt wie vor ewigen Zeiten für ewig gemacht. Nicht von dem Gott, der Fee das Leben abschnitt. Vielleicht von dem Gott meiner Kindheit, der mir zuhörte, wenn sonst keiner Zeit hatte.

Wir kommen nur langsam voran, weil wir immer wieder anhalten.

Uns umsehn.

Staunen.

Ich habe nicht geahnt, dass es eine solche Schönheit gibt. Die späte Nachmittagssonne träufelt mildes Licht, zärtlich beinah. Schatten wechseln mit dem Grün und Braun der Berge, dem Blau und Silber der Seen.

Jost ist erschöpft. Er hat sich auf einem Felsen niedergelassen und isst ein Sandwich.

Ich kann mich nicht hinsetzen. Nicht essen.

Ein einziges Mal muss ich auf einen dieser Hügel hinauf.

Nach ein paar Metern versinke ich bis zu den Knöcheln in nassem Moos und weiß jetzt, was den Hügeln die grüne Farbe gibt. Es gluckert und schmatzt unter meinen Füßen, in meinen Schuhen. Aber es zieht mich weiter.

Jost hinter mir ist bald nur noch ein Punkt vor dem schwarzen Band der Straße. Ich steige hinauf, auf felsigem Grund schon, klettere, nehme an besonders steilen Stellen die Hände zu Hilfe.

Nach zwei Dritteln ungefähr wird es zu gefährlich. Geröll löst sich.

Ich bleibe stehn, heftig atmend, und drehe mich um.

Und da, plötzlich, sehe ich das Licht.

Schmecke, rieche, fühle ich es.

Weiß, was Albert gemeint hat.

Es liegt auf den Hügeln, in den Tälern, lässt die Bergkuppen schimmern.

Wirklich. Unwirklich.

Und etwas in ihm bereitet sich schon auf den Abend vor.

»Fee. Ich soll dich von Albert grüßen. Ich soll dir sagen, dass er an dich denkt. Und dass du ihm fehlst.«

Und mir. Jeden Tag. Jede Stunde.

Ich spüre ihren Geruch. Als hielte ich mir ihre Jacke ans Gesicht.

Das Licht, das sie immer gesucht hat.

Hier verstehe ich, warum es ihr so wichtig war.

Es ist vollkommen.

»Mach's gut, Fee«, flüstere ich.

Und lasse meine Schwester los.

Ich lehne mich an den Felsen. Um mich her nichts als Weite.

Und Licht. Licht. Licht.

18.

Als ich wieder bei Jost bin, laufen mir die Tränen übers Gesicht.

Er nimmt mich in die Arme, erschrocken, bestürzt.

»Ich habe mich von Fee verabschiedet.«

Er legt das Gesicht an mein Haar.

»Ich hab sie gespürt. Sie war überall um mich her.«

Er drückt mich fester an sich.

Ich hole tief Luft. Wische mir die Tränen ab.

»Jetzt ist es gut.«

Diesmal fährt er langsam. Sehr langsam.

Ich schmiege mich an seinen Rücken und sauge die Farben der Landschaft in mich auf. Das Grün in allen nur vorstellbaren Schattierungen. Das Braun. Das Rostrot. Das Gelb. Das Weiß der abgesprengten Felsbrocken. Das Beige. Das Grau.

Und das Blau.

Licht und Blau.

Ich habe Fee losgelassen.

Und es ist gut.

Du kannst die geduld wiederfinden,
die gott hier verlor.

Als wir am Aomach Mor ankommen, ist es schon halb fünf und es wird allmählich kalt. Der Lift ist nur bis siebzehn Uhr in Betrieb. Das reicht gerade noch aus.

Eine kleine weiße Kabine bringt uns die eintausendzweihundert Meter hinauf. Jost redet und redet, um mich von meiner Höhenangst abzulenken.

Als wir auf dem Berg angelangt sind, legen sich unten schon die ersten Schatten auf das Land. Von weitem glänzt ein See zu uns herauf. Als leuchte er ganz aus sich heraus.

Für das Schneefeld, nicht weit entfernt, haben wir keine Zeit mehr. Auch das Café können wir nicht mehr aufsuchen, wenn wir noch den Lift benutzen wollen, um wieder hinunterzukommen.

Ich denke an Tamara und Ben, mit denen wir die Adressen getauscht haben. Und auf einmal bedrückt mich der Gedanke nicht mehr, dass dies unser letzter Ausflug in Schottland ist.

»Vielleicht rufe ich heute Abend zu Hause an«, sage ich.

Jost grinst.

Ohne dass er es mir sagt, weiß ich, dass er mit unsern Eltern telefoniert hat. Dass wir überhaupt nicht verschollen waren. Es macht mich nicht wütend. Trotzdem gebe ich ihm einen Knuff in die Seite, dass er aufschreit.

In Fort William essen wir zu Abend.

Die kleine Stadt ist eine Touristenhochburg. Auch das Selbstbedienungsrestaurant, das wir uns ausgesucht haben, ist rappelvoll.

Wir essen ein vegetarisches Nudelgericht mit Salat und danach holen wir uns noch ein Stück Kuchen und einen Kaffee.

Jost sieht so müde aus, wie ich mich fühle.

»Willst du dir noch die Stadt ansehn?«, fragt er.

»Vielleicht das nächste Mal.«

Jetzt habe *ich* von der Zukunft gesprochen.

Er steht auf, beugt sich über den Tisch und küsst mich. Die jungen Franzosen am Nebentisch applaudieren, lachen, werfen uns Kusshände zu.

Am Loch Linnhe halten wir noch einmal an, um uns von den Highlands zu verabschieden. Wolken wandern über den Himmel. Erst jetzt fällt mir auf, wie braun Jost geworden ist.

»Darf ich noch einen Stein mitnehmen?«, frage ich ihn. Ich habe schon so viele gesammelt, dass ich gar nicht weiß, wie wir die alle transportieren wollen.

Jost nickt. »Aber das ist dann wirklich der letzte.«

Ich verspreche es ihm und mache mich auf die Suche.

Nach ein paar Schritten sehe ich ihn. Umspielt vom leicht bewegten Wasser. Rot wie Ton.

Er passt genau in meine Hand. Ist glatt und kühl. Seine Form ist ungewöhnlich und ich drehe ihn in den Händen und betrachte ihn von allen Seiten.

Es sieht aus, als wären zwei Körper ineinander verschmolzen. Ich erkenne die Köpfe, die Schultern.

Meine Eltern würden es ein Zeichen nennen.

Für mich ist es ein Geschenk.

Das letzte Geschenk von Fee.

Zitatnachweise der Gedichte:

Seite 105: Kurt Schwitters: An Anna Blume. Merzgedicht I. In: Kurt Schwitters, Anna Blume. Dichtungen. Hannover 1919

Seite 167: Reiner Kunze, In den Highlands. In: auf eigene hoffnung. Gedichte. Frankfurt 1981

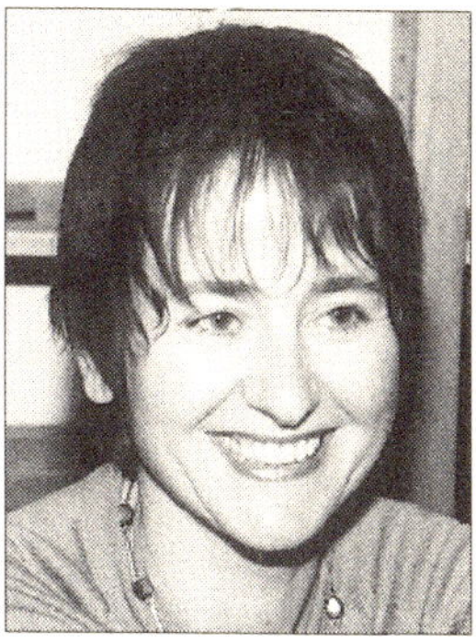

Foto: © privat

Monika Feth wurde 1951 in Hagen geboren. Ihre Lehrer klagten, sie sei eine »Träumerin« und habe »zu viel Phantasie« und so suchte sie sich einen Beruf, in dem beides nicht verboten ist. Nach ihrem literaturwissenschaftlichen Studium arbeitete sie zunächst als Journalistin. Heute lebt Monika Feth als freie Autorin in einem kleinen Dorf in der Voreifel.
»Fee« ist nach den Kinderbüchern »Die blauen und die grauen Tage«, »Lockvogel flieg« und »Ein starkes Stück« das erste Jugendbuch von Monika Feth bei C. Bertelsmann.

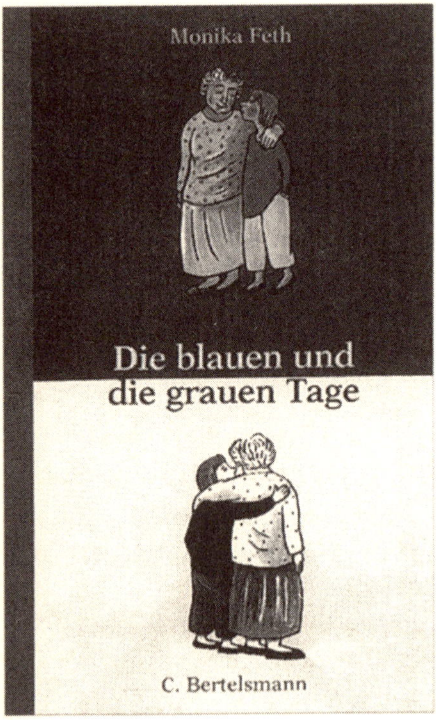

Monika Feth
Die blauen und die grauen Tage
160 Seiten

Voller Ungeduld hat Evi auf den Tag gewartet, an dem ihre geliebte Oma bei ihnen einzieht. Als Oma schließlich da ist, wird sie sofort zum guten Geist des Hauses. Doch dann kommt zum ersten Mal das, was Oma später »die grauen Tage« nennt: die Aussetzer, nach denen sie sich an nichts mehr erinnert. Evi soll in einem Tagebuch festhalten, welche die grauen und welche die blauen, die guten Tage sind. Als das Wort »Altersheim« fällt, spitzt sich die Lage zu.

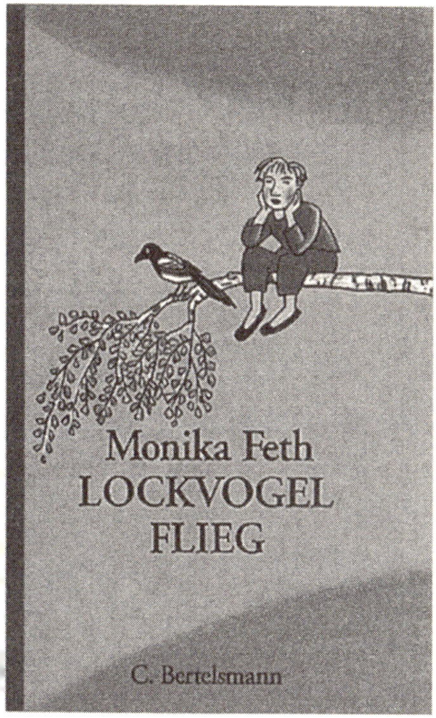

Monika Feth
Lockvogel flieg
224 Seiten

Dole wird am selben Tag zwölf, an dem ihr Großvater siebzig wird. Sie ist nun ein vollwertiges Mitglied der Familie. Und sie könnte rundherum glücklich sein, wäre nicht vor wenigen Tagen ihr Bruder Freddie nach einem heftigen Streit mit dem Vater ausgezogen. Dieser Streit hängt eng mit dem großen Geheimnis der Familie zusammen: Sie sind berufsmäßige Taschendiebe. Dole hat sich immer an die zwölf Gesetze des Clans gehalten – bis sie Jonas kennen lernt. Dessen Vater ist ausgerechnet Polizist.